AF476028

ÉTUDE CLINIQUE

SUR

LES SUITES DE COUCHES

ÉTUDE CLINIQUE

SUR

LES SUITES DE COUCHES

PAR

LE Dr F. GUYÉNOT
Ancien chef de clinique médicale à l'Ecole de médecine
Médecin de l'Hôtel-Dieu
Membre de la Société des sciences médicales

ET

CH. PUJO
Interne des hôpitaux de Lyon.

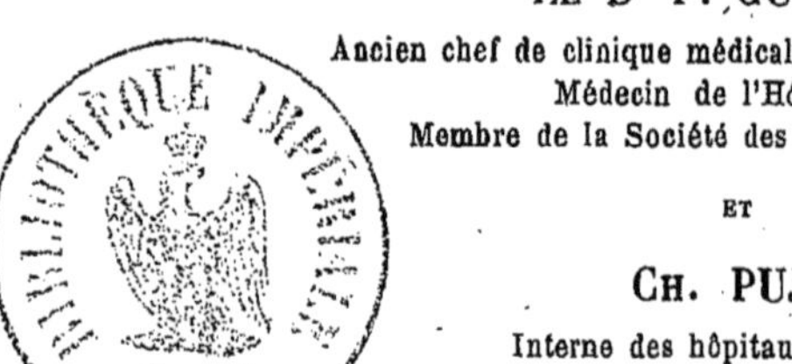

COMPTE-RENDU

DE LA

MATERNITÉ DE L'HOPITAL DE LA CROIX-ROUSSE

Durant l'hiver 1867-68

LYON
IMPRIMERIE D'AIMÉ VINGTRINIER
RUE BELLE-CORDIÈRE, 14.

1869

COMPTE-RENDU DU SERVICE

DE LA

MATERNITÉ DE L'HOPITAL DE LA CROIX-ROUSSE

du 3 novembre 1867 au 30 avril 1868.

Depuis fort longtemps se faisait sentir la nécessité de donner, près de leur domicile, aux nombreux malades de la circonscription de la Croix-Rousse, les secours hospitaliers qu'ils étaient obligés d'aller chercher à l'Hôtel-Dieu, loin de leur famille et dans des salles encombrées. Créé surtout dans ce but, dans des conditions exceptionnelles de salubrité et d'aménagement intérieur, l'hôpital de la Croix-Rousse a été ouvert le 7 décembre 1861. C'était un grand bienfait, mais une partie de la population s'en trouvait exclue, partie bien digne d'intérêt, celle des femmes grosses qui, privées de ressources, vont faire leurs couches dans les hospices. Elles trouvaient, sans doute, à la maternité de l'Hôtel-Dieu une excellente situation hygiénique, mais l'éloignement équivalait presque pour elles à l'abandon de leur famille ; c'est alors qu'on créa, le 15 juin 1866, à l'hôpital de la Croix-Rousse, sur la demande des médecins, dans les meilleures conditions et plus près des personnes à secourir, une maternité qui devait remplacer avec avantage, pour ces intéressantes malades, celle de l'Hôtel-Dieu.

Cette maternité est située au milieu de l'aile nord de l'hôpital, au rez-de-chaussée, complètement séparée des autres salles de malades, toutes situées aux étages supérieurs. A deux des côtés de cette salle sont adjacents des services (bains, réfectoire) qui ne peuvent apporter à la maternité aucun miasme dangereux; les deux autres (est, ouest) sont bordés par un jardin et une galerie ouverte sur une vaste cour. La salle est grande, elle mesure 5 m 50 en hauteur, 12 m 70 en longueur, 12 m 15 en largeur, au total un espace de 848 m cubes d'air, dont il faut distraire environ 96 m pour des accessoires de service, cabinet de bains, salle de douleurs, etc. Il reste, en définitive, pour les malades 752 m cubes d'air; la salle ne comprenant que dix lits, cela fait plus de 75 m cubes par chaque femme.

L'aération se fait par trois grandes fenêtres de 4 m de haut, prenant jour à l'est, et par une porte à tambour et des vasistas ouverts à l'ouest. Des bouches d'air, pratiquées dans le parquet, apportent, selon les besoins, de l'air frais ou de l'air chaud. La température de la salle est de 20°. Le renouvellement de l'air se trouve ainsi parfaitement assuré sans danger pour les malades.

La température extérieure est peut-être plus froide en hiver du côté de l'aile nord, où est établie la maternité, que du côté de l'aile sud, que protégent contre le vent du nord des bâtiments élevés ; mais à l'intérieur les malades sont complètement préservées du froid, même dans la chambre des douleurs, par des bouches d'air chaud. Et le passage d'une salle à l'autre s'effectue rapidement, au moyen d'un fauteuil à roulettes.

Les femmes admises à la maternité sont toutes des femmes mariées des paroisses Saint-Denis, Saint-Augustin, Saint-Bruno, du Bon-Pasteur, Saint-Bernard, Saint-Eucher. Elles ne sont reçues qu'au terme de leur grossesse, quelquefois même elles n'arrivent qu'au moment d'accoucher, mais on peut dire qu'elles ont reçu, même avant leur entrée, des secours hospitaliers, puisqu'on leur accorde, durant le dernier mois, deux ou trois bains simples ; mesure excellente pour un grand nombre de femmes qui en seraient privées faute de ressources. Les accouchées sont placées dans des lits semblables à ceux des autres malades, mais il est soigneusement recommandé de tout renouveler, jusqu'aux rideaux, quand la personne change, quelle qu'en soit la cause.

Les mères ont à côté d'elles leur nourrisson, dans de petits lits dans lesquels on a adapté un système de barcelonnette pour bercer les enfants. Cette mesure a paru nécessaire au repos des femmes et des enfants, le sommeil, si nécessaire à tous, étant souvent difficile dans une pareille réunion. Sans ces motifs, cet usage, qui doit être sévèrement proscrit, croyons-nous, dans la pratique civile, ne saurait être toléré dans un hôpital où, sous l'œil du médecin, le public ne doit prendre ou conserver aucune de ces habitudes populaires qui peuvent avoir des conséquences fâcheuses.

Toutes les ressources nécessaires aux accouchées et à leurs enfants sont réunies dans la salle ou dans des chambres contiguës : cabinet de bains, lieux d'aisance et chauffoir spécial pour les nouveau-nés. Enfin toutes les précautions sont prises pour que rien ne séjourne dans la salle de ce qui pourrait vicier l'atmosphère respirée.

Au point de vue médical, le service se compose : 1° d'un médecin de l'hôpital ; 2° de l'interne de ce médecin ; 3° de deux sœurs qui pratiquent les accouchements ordinaires et veillent constamment les femmes. Ce service, quelquefois très-occupé, est fait à tour de rôle tous les six mois par les chefs de service de l'hôpital, sans qu'on leur ait offert jusqu'à présent aucune rétribution, ce qui ne les a pas empêchés d'en accepter les charges pour démontrer la nécessité d'une maternité, création qui fut assez longue à obtenir et qui ne dut son existence qu'à la persévérante insistance de M. Champagne, administrateur de l'intérieur à l'hôpital de la Croix-Rousse.

Il y aurait, croyons-nous, avantage à ce que le médecin chargé de la maternité fût toujours celui d'une des salles de femmes ; il aurait ainsi sous ses yeux les femmes qui arrivent trop tôt, celles qui ont avant leur accouchement une maladie quelconque, celles qui sont un peu lentes à se remettre et qui ne peuvent rester à la maternité après la durée moyenne de dix jours, accordée à chaque femme accouchée ; enfin celles qui, par une complication puerpérale, comme une péritonite, occuperaient trop longtemps un lit et pourraient devenir un foyer d'infection pour les autres. Il est bien entendu que toutes les précautions sont prises pour le transfert de ces malades. La persistance de celles-ci sous la même direction nous semble donc avantageuse à la fois aux malades et aux médecins.

Tous ces détails peuvent au premier abord paraître superflus, mais ils nous ont semblé nécessaires, car nous assistons à la création d'une maternité disposée d'après toutes les données hygiéniques dans un hôpital qui jouit de conditions exceptionnelles de salubrité. Les maternités de l'Hôtel-Dieu et de la Charité sont établies dans les quartiers bas de la ville, l'une et l'autre sur les quais du Rhône, où les brouillards doivent être plus intenses et durer plus longtemps que sur les hauteurs ; la maternité de la Croix-Rousse est éloignée des deux rivières, sur un plateau élevé où le vent renouvelle l'atmosphère bien plus rapidement. Malgré toutes ces conditions favorables, la fièvre puerpérale a déjà paru à plusieurs reprises dans cette salle.

Il n'est donc pas de lieu, au moins dans les grandes villes, où elle ne puisse atteindre les femmes en couches. Il était dès lors nécessaire de tout observer pour savoir si l'ennemi, le génie épidémique, la fièvre puerpérale si l'on veut, venait du dedans ou du dehors. C'est la pensée qui a présidé à ce travail exécuté de bonne foi sans parti pris d'avance pour une théorie. A une époque où l'existence des maternités est débattue, nous pensons qu'il est bon de ne laisser dans l'ombre aucun document sur une question aussi importante.

A nos yeux, ce serait un véritable malheur que de supprimer les services d'accouchements, c'est bien assez de les évacuer quand on subit quelque épidémie déplorable comme nous en avons pu voir à la Charité, mais la plupart du temps l'épidémie existe au dehors comme au dedans, et la contagion surtout en ayant une salle de femmes à sa disposition peut mieux s'éviter que l'infection. — Si nous avions à faire ici profession d'opinion, nous dirions que les faits auxquels nous avons assisté nous ont rendus moins contagionnistes et nous ont largement démontré qu'il y avait un bénéfice réel à conserver les maternités, que ne remplacera jamais exclusivement l'assistance à domicile.

Dans son rapport sur les maladies de l'hôpital de la Croix-Rousse pendant l'année 1867, M. le docteur Perroud trace les lignes suivantes sur le service de la maternité qui venait d'être nouvellement installé :

« Sept décès ont été enregistrés sur un total de 241 accouchements, et parmi ces sept malades figure une phthisique arrivée à la dernière période de la consomption pulmonaire, et qui mourut de ses tubercules huit jours après son accouchement naturel et des suites de couches aussi simples que possible. Ce cas nous paraît donc devoir être éliminé d'une statistique sérieuse.

Restent six décès qui se partagent ainsi :

1 phlébite utérine;

1 pneumonie puerpérale avec péritonite peu intense;

3 métro-péritonites;

1 fièvre typhoïde contractée avant l'accouchement et compliquée après la délivrance d'accidents puerpéraux.

Il est deux points dont il importe de tenir compte dans l'appréciation de ces faits et sur lesquels nous voulons appeler l'attention.

D'abord ce ne sont pas les accouchements les plus laborieux qui ont présenté les suites de couche les plus graves. Un nombre assez considérable de dystocies s'est présenté pendant l'année et toutes ont eu les suites les plus heureuses. C'est consécutivement à des accouchements simples avec délivrance naturelle que se sont produits tous les accidents puerpéraux que nous avons observés.

Un autre point digne d'intérêt, c'est que ces accidents puerpéraux ne se sont pas montrés isolément à des époques indéterminées et espacés de loin en loin pendant l'année; mais, au contraire, ont éclaté par série à trois reprises différentes, à la manière de petites épidémies.

C'est à la fin de l'année 1866 que commence la première épidémie : une dizaine de femmes sont plus ou moins gravement affectées et plusieurs décès surviennent qui figurent dans le compte-rendu de l'année précédente. L'épidémie continue ses ravages pendant les premiers jours de 1867, et c'est alors que nous avons à enregistrer ce premier décès de cette année.

Cependant des mesures énergiques sont prises; les nouvelles accouchées sont desséminées dans différents services et l'épidémie s'éteint. L'état sanitaire reste excellent jusqu'au mois de juillet. A cette époque nous avons à enregistrer un nouveau décès et nous sommes obligés de constater que cette malade n'a pas été frappée isolément. Cinq femmes ont eu, à peu près en même temps, des suites de couches difficiles ; trois, très-légèrement atteintes, se sont remises facilement ; une quatrième, affectée d'une métro-péritonite très-grave, s'est rétablie lentement et difficilement ; la cinquième, qui fournit le décès dont nous parlons, a succombé à la suite de vomissements incoercibles, huit jours après son accouchement, au quatrième jour d'une péritonite aiguë.

Cette seconde épidémie conjurée, il s'écoule une période de quatre mois sans le moindre accident jusqu'au mois de décembre où de nouveaux malheurs se produisent : plusieurs femmes sont atteintes simultanément et quatre décès sont enregistrés.

Cette allure épidémique revêtue par ces accidents puerpéraux pendant l'année 1867 à la maternité de la Croix-Rousse corrobore l'idée d'un principe morbigène (contagieux ou infectieux) pouvant se développer ou entrer en activité dans certaines circonstances, et montre la direction à donner à une prophylaxie sage et raisonnée.

La troisième épidémie a été la plus longue et la plus meurtrière de toutes, elle a duré environ six mois, du 3 novembre 1867 au 1er mai 1868, c'est-à-dire tout le semestre écoulé sous notre direction. La nature de cette épidémie, les traitements appliqués, les mesures prophylactiques prises au moment et celles qu'il reste à prendre en cas de nouveaux malheurs, tel est le sujet de cette étude.

118 accouchements ont eu lieu à la maternité pendant notre semestre; le nombre des femmes décédées est de huit, mais un bien plus grand nombre, 27 environ, ont eu des suites compliquées. Nous disons environ, parce que la statistique n'a été faite régulièrement pour tous les cas qu'à partir du mois de janvier, auparavant on ne tenait compte que des cas les plus graves. Pour procéder à l'étude de ces complications, nous les avons rangées dans sept classes comprenant 22 observations; les autres suites de couches non naturelles n'ont consisté que dans des frissons anormaux suivis ou non de diarrhée. Nous ne ferons que les mentionner dans le tableau résumé de chaque mois ; ils ont leur importance puisqu'ils font voir la marche et le caractère de l'épidémie, mais nous n'avons pas cru devoir en faire le sujet d'observations spéciales.

I Lésions thoracique seules	Pneumonie. Pleurésie.
II Lésions du thorax et de l'abdomen	Pneumonie. Péritonite.
III Lésions de l'abdomen seules .	Fièvre typhoïde. Péritonite.
IV Lésions des reins...........	Albuminurie.
V Lésions des veines.........	Ovarite, phébite, embolie.
VI Lésions du cerveau.........	Manie.
VII Dystocie	Version. Forceps.

OBSERVATIONS.

PREMIÈRE CLASSE.

LÉSIONS THORACIQUES.

Obs. I. — Marie G..., née à Millaire, province de Suze (Piémont), 41 ans, multipare, constitution forte, tisseuse. — Accouchement naturel. — Pneumonie droite. — Guérison. — Entrée le 11 novembre 1867, accouchée le 12, sortie le 15 décembre. — Lit n. 3.

Le travail de l'accouchement était commencé depuis assez longtemps déjà quand cette femme arriva à l'hôpital : on lui donna alors un bain pour faciliter l'accouchement; mais elle fut prise aussitôt de vomissements et de frissons qui obligèrent à la retirer de l'eau. Cet état persista jusqu'après l'accouchement ; celui-ci s'effectua très-facilement, mais l'enfant ne vivait certainement plus depuis plusieurs heures.

Dans la journée du 12 novembre la malade éprouva de violentes douleurs localisées au côté droit de la poitrine, avec fièvre vive, face rouge, toux fréquente et pénible sans expectoration.

On apprend alors qu'avant son accouchement la malade étant sortie par une journée très-froide, avait eu des frissons le soir et qu'une toux datant déjà de trois mois avait depuis beaucoup augmenté. L'heure avancée fit remettre au lendemain toute intervention énergique.

13 novembre. — Les symptômes de la veille sont plus accusés, les frissons persistent, ils sont erratiques ; les points de côté sont fixes à droite. Il y a de la matité dans tout le poumon

droit et on entend partout du souffle tubaire. Langue saburrale.

1 gr. ipéca en poudre, vésicatoire, bouillon.

14. — En même temps vomissements abondants, contenant un peu de sang ; plusieurs selles diarrhéiques. Sueurs abondantes, disparition des frissons. Râles sous-crépitants dans tout le poumon, surtout à la base.

Pot. : 40 gr. sirop d'ipéca, 40 gr. élixir de Garus, bouillon, vin.

Amélioration prompte jusqu'au 20. Ce jour-là la malade prend froid de nouveau par imprudence ; le soir les points de côté reparaissent très-forts, la dyspnée est intense, avec frissons, fièvre et délire. Il n'y a pas eu de selles depuis plusieurs jours, la langue est sale, bilieuse.

15 gr. huile de ricin ; même potion que précédemment.

Le 21, mieux sensible ; quelques râles sous-crépitants à droite persistent encore.

La malade passe le 23 à la salle Sainte-Blandine.

Le 24, l'état saburral des premières voies persiste ; le râle sous-crépitant a disparu.

Suppression du sirop d'ipéca, 15 gr. huile de ricin.

Cette médication finit par triompher de la persistance de l'embarras des voies digestives entretenu par de fréquents écarts de régime.

La lésion pulmonaire va graduellement en décroissant, et le 6 décembre il reste à peine une légère matité ; la malade sort le 25 en très-bon état, et nous avons pu nous assurer que sa santé s'était maintenue parfaite depuis cette époque.

Cette observation nous a offert la première complication grave ; mais on ne peut appeler puerpérale cette pneumonie que nous qualifierons hardiment : pneumonie intercurrente chez une nouvelle accouchée. Certains auteurs, il est vrai, font commencer la période puerpérale plusieurs jours avant la délivrance ; mais l'absence du moindre signe de complication du côté de l'abdômen, la parfaite régularité avec laquelle ont eu lieu toutes les modifications utérines après l'accouchement, nous obligent à ne voir qu'une coïncidence entre la pneumonie et l'accouchement. A cette époque de froids humides il y a eu dans les salles de médecine et dans la ville un grand nombre de pneumonies, et Marie G... a mieux supporté la sienne que bien des malades qui n'étaient pas sous l'influence de la puerpéralité.

Dans le résumé de chaque mois nous mettons en regard des cas qui se sont produits la nature des maladies régnantes et les observations thermométriques. On verra que l'état de la maternité a presque toujours été influencé par les changements atmosphériques.

Obs. II. — Claudine G..., née à l'Huys (Ain), dévideuse, 26 ans, multipare, constitution faible. — Accouchement naturel. — Pleurésie gauche. — Guérison. — Entrée le 19 novembre 1867, accouchée le 23 novembre, sortie le 13 janvier 1868. Lit n. 10.

Cette femme arrive à la maternité dans de fort mauvaises conditions de santé ; elle est petite, délicate ; comme la plupart des ouvrières de la Croix-Rousse, elle a longtemps souffert en apprentissage et dit n'avoir pas un intérieur heureux. Elle tousse depuis deux mois.

Elle vient pour son quatrième accouchement ; les trois premiers se sont bien passés ; ils ont cependant été suivis chaque fois de douleurs dans les côtés. L'accouchement actuel s'est bien effectué, l'enfant est bien portant.

Le 25 novembre, deux jours après sa délivrance, cette femme a eu quelques frissons suivis de sueurs abondantes, mais sans aucune douleur au niveau de l'utérus et des ligaments larges; le lendemain elle accuse quelques points de côté à gauche ; ils sont fixes, mais comme elle en a eu à chacun de ses accouchements, on s'est borné à de grandes applications de chloroforme sur des compresses.

27 et 28. — Le point de côté diminue grâce à cette grande vésication. La malade se dit mieux, quoique abattue.

Le 29, point de côté à gauche très-douloureux, dyspnée, fièvre; le ventre n'est pas sensible, les lochies coulent bien. L'examen de la poitrine dénote de la matité à gauche dans presque tout le poumon, absence de murmure vésiculaire ; voix de polichinelle ; épanchement très-abondant.

La malade passe au n° 57 de la salle Sainte-Blandine.— Large vésicatoire (1) au côté gauche du thorax en arrière, vin de quina, bouillon.

Jusqu'au 4 décembre l'amélioration n'est pas notable ; la fièvre, la dyspnée et l'abattement sont toujours assez grands. Ce jour-là on peut constater que la matité a un peu diminué, on ne la trouve plus qu'au-dessous de l'angle inférieur de l'omoplate.

6 décembre. — On entend un peu la respiration dans la moitié supérieure du poumon ; la fièvre s'est amendée.

Le 10, la malade se lève sans autorisation; elle est prise de nouveau de points douloureux à gauche avec dyspnée peu violente.

(1) Nous avons l'habitude de désigner ainsi un vésicatoire occupant tout un côté de la poitrine, en hauteur et en largeur.

Vésicatoire ordinaire sur ce point douloureux.

25. — La pleurésie se résout de plus en plus ; la matité s'est limitée à la base du poumon gauche ; la respiration s'entend quoiqu'affaiblie presque jusqu'à ce niveau.

28. — Tiraillements douloureux au niveau du côté gauche, dus à des adhérences pleurétiques, puis retrait de ce côté et déformation. — Badigeonnage à la teinture d'iode. Usage du corset.

Claudine G... sort enfin le 13 janvier, parfaitement guérie ; la respiration s'entend dans tout le poumon. Nous avons revu cette malade plusieurs mois après, il n'y avait pas de déformation appréciable.

La malade de l'Obs. I avait contracté sa pneumonie au dehors plusieurs jours avant son accouchement et son entrée à l'hôpital ; elle n'avait donc pas encore été en contact avec d'autres femmes en couches ; celle de l'observation actuelle est atteinte de pleurésie deux jours après son accouchement, neuf jours après son entrée : faut-il dire pleurésie puerpérale ? Nous pensons que non, bien que certaines raisons favorisent ici l'opinion contraire ; cette femme n'a rien eu du côté de l'abdomen, là tout a été régulier. Il nous semble que l'état puerpéral ne peut être mis en cause que pour l'affaiblissement général, l'anémie, que la grossesse détermine chez toute femme, chez Claudine G... plus que chez une autre peut-être. A cette époque de l'année, les affections thoraciques ont été très-communes, en rapport avec le temps qu'il faisait. Quoi d'étonnant que des femmes au terme d'une grossesse ou accouchées en subissent les influences ! Nous avons vu à l'hôpital de la Croix-

Rousse des hommes en traitement prendre facilement des pleurésies. Nous croyons donc ici encore qu'il s'agit d'une pleurésie indépendante de l'état puerpéral.

Si nous avons insisté un peu longuement sur tous ces détails, c'est afin de montrer qu'avant le début de l'épidémie nos accouchées ont subi des lésions thoraciques semblables à celles qu'on rencontrait alors chez des personnes hors de l'état puerpéral, sous l'influence des mêmes circonstances atmosphériques.

DEUXIÈME CLASSE.

LÉSIONS DU THORAX ET DE L'ABDOMEN.

OBS. III. — Césarine G..., née à Sainte-Hélène-du-Lac (Savoie), 23 ans, guimpière, primipare, constitution faible. — Accouchement naturel. — Pneumonie double. — Tubercules. — Péritonite. — Mort. — Entrée le 15 novembre 1867, accouchée le 23, morte le 4 décembre. — Lit n. 3.

Cette femme est accouchée le 23 novembre très-naturellement d'un enfant bien portant.

Le lendemain tout allait bien, lorsque, par suite de la visite de diverses personnes, la malade se découvrit assez longtemps et prit froid. La nuit suivante (24 au 25), survinrent de violents frissons suivis de plusieurs heures de sueurs et de chaleur; ce symptôme grave ne fut pas immédiatement suivi de phénomènes inquiétants; pendant deux jours la malade fut assez tranquille, quoique un peu fatiguée et sans appétit. Le ventre n'était pas tuméfié; il était peu douloureux.

Le 27, la malade eut une forte diarrhée ; les lochies qui avaient bien coulé jusque là s'arrêtèrent tout à coup ; le ventre devint douloureux, un peu dur. 40 pulsations au quart.

Lavements d'amidon laudanisés, frictions sur l'abdomen avec l'onguent mercuriel, 2 gr. teinture d'aconit.

Dans la nuit la fièvre devient plus vive ; le 28 au matin, le pouls dépassant 50 pulsations au quart ne peut plus se compter ; la peau est sèche ; nombreux frissons erratiques. Dyspnée, points douloureux à la base des deux poumons.

2 gr. 80 de sulfate de quinine en 3 prises de huit en huit heures. Les prescriptions précédentes sont continuées.

29. — Pouls moins fréquent, 45 pulsations au quart, peau moite. Plusieurs épistaxis ; la diarrhée persiste, le ventre est ballonné. — Crachats visqueux couleur de sucre d'orge ; à droite points de côté très-douloureux ; matité dans presque tout le poumon, souffle tubaire au sommet et râles sous-crépitants dans les deux tiers inférieurs.

Vésicatoire à droite, 40 gr. sirop d'ipéca, 50 gr. élixir de Garus, frictions mercurielles, lavements laudanisés. Le reste est supprimé.

30. — Pouls entre 45 et 50 pulsations au quart. Ventre toujours gros et douloureux, langue sèche. Il n'y a pas eu de vomissements mais plusieurs évacuations par le bas. L'expectoration ne s'améliore pas ; souffle tubaire mélangé de quelques râles sous-crépitants à la base du poumon gauche.

Même prescription. Vésicatoire au côté gauche du thorax.

1er décembre. — 45 pulsations. Le ventre est un peu moins douloureux. Râles sous-crépitants dans presque tout le poumon droit, plus étendus à gauche que la veille. Crachats sucre d'orge, visqueux.

Prescription *ut suprà*.

2. — L'état de la malade ne fait qu'empirer, délire, grande agitation la nuit, subdélirium le matin. Le pouls reste toujours entre 45 et 50.

Prescription précédente.

3. — Même état. Le délire augmente.

Même prescription : vésicatoire aux mollets, sinapismes aux bras.

4. — La malade est au plus mal, soubresauts de tendons, délire, yeux égarés ; la mort est évidemment prochaine, elle arrive quelques heures après la visite.

L'autopsie ne peut être faite qu'imparfaitement en pratiquant une incision médiane, du pubis à l'ombilic.

En plongeant la main dans l'abdomen on amène une grande quantité de pus verdâtre, crémeux qui vient du bassin ; l'extraction de l'utérus et ses annexes est opérée trop grossièrement pour pouvoir rechercher le trajet du pus. Le péritoine est rouge, vascularisé. Les intestins baignent dans un liquide séreux, trouble.

Le foie enlevé, on perfore le diaphragme pour extraire la masse cardio-pulmonaire. On trouve une double pneumonie à droite, au deuxième degré avec quelques points gris ; au premier degré avec plusieurs points hépatisés à gauche. A ce dernier côté, quelques adhérences et des tubercules non ramollis au sommet.

Obs. IV. — Marie Généreuse L..., née à Cessia (Jura), 27 ans, dévideuse, primipare, constitution faible. — Accouchement naturel. — Pneumonie double. — Tubercules. — Péritonite. — Mort. — Entrée le 8 décembre 1867, accouchée le 8, morte le 19 décembre. — Lit n. 3.

L'accouchement de cette femme a eu lieu le jour même de

son entrée ; s'il a présenté quelque chose de remarquable, c'est la rapidité et la facilité avec laquelle il s'est effectué, bien que la malade fût primipare.

Les jours suivants il n'y eut rien d'anormal, sauf l'état moral peu satisfaisant. La malade se préoccupe beaucoup d'un peu de diarrhée survenue le 13 décembre, mais elle n'accuse rien elle-même. On ne peut savoir si elle a eu des frissons. Les lochies coulent peu.

Lavement d'amidon laudanisé.

14. — La diarrhée a diminué. Fièvre, céphalalgie, langue rouge, points douloureux au côté droit du thorax ; tout ce côté offre de la matité et du souffle tubaire. Rien à gauche.

Vésicatoire à droite. 40 gr. sirop d'ipéca, 30 gr. élixir de Garus.

15. — Diarrhée, ventre ballonné, douloureux au niveau des ligaments larges. Fièvre. Dans l'après-midi agitation, délire, suppression des lochies.

Prescriptions précédentes. Tisane de riz, cataplasme sur le ventre et frictions avec l'onguent napolitain.

On transporte la malade au n° 40 de la salle Sainte-Blandine.

16. — Diarrhée moins forte, ventre toujours gros et douloureux ; un peu de mieux, la figure offre une meilleure expression, la peau est moite, 30 pulsations au quart. Crachats bilieux ; dyspnée.

Lavement avec 10 gouttes de laudanum, 2 vésicatoires sur le ventre, 2 gr. alcoolature d'aconit. Prescriptions précédentes.

17. — La veille au soir, moins d'oppression et d'anxiété, mais le matin la malade est plus agitée, elle rend cependant bien compte de son état. La diarrhée a cessé. Soif ardente, vomissements bilieux. Souffle tubaire dans tout le poumon, 32 pulsations au quart.

Lavement supprimé. Eau panée vineuse, vin d'Espagne, prescriptions précédentes.

18. — Matité et souffle tubaire au poumon gauche, 32 pulsations. Vomissements bilieux, peau chaude, langue sèche, face grippée.

Vésicatoire au poumon gauche ; lavement avec 2 gr. extrait de quina, 1 gr. sulfate de quinine.

19 décembre. — Le pouls est incomptable, l'oppression considérable, le ventre très-gros, les vomissements bilieux reparaissent, puis des sueurs profuses, un état pulvérulent des narines, des soubresauts de tendons. La malade a conscience de son état, elle sent les approches de la mort qui arrive, en effet, dans l'après-midi.

L'autopsie ne peut être faite qu'au moyen d'une incision abdominale.

On trouve dans l'abdomen une grande quantité de pus verdâtre, bien lié ; il siége surtout au niveau de l'utérus. Le péritoine est injecté.

Calculs biliaires dans le foie.

Pneumonie au premier degré dans les deux poumons, plus avancée à droite qu'à gauche. Beaucoup d'adhérences pleurétiques des deux côtés.

Quelques tubercules au sommet du poumon gauche. Plusieurs membres de la famille de cette femme ont succombé à la phthisie.

Il est difficile, croyons-nous, de trouver deux cas qui se ressemblent davantage ; ils paraissent calqués l'un sur l'autre. On peut se demander s'il n'y a pas eu contagion directe : le 4 décembre meurt à la maternité la malade de l'obs. III, et le 8 du même mois entre celle de l'obs. IV ;

Il y a donc eu un intervalle de quatre jours pendant lequel le lit n'a été occupé par personne. La première femme qui y entre subit le même sort que la précédente. Le décès de la première a lieu à la maternité parce que l'usage n'était pas encore établi de transporter les femmes dans une autre salle dès qu'elles étaient reconnues gravement atteintes. Cependant les objets de literie sont soigneusement renouvelés à chaque mutation. Nous n'oserions toutefois pas affirmer qu'on ait changé les rideaux, comme nous l'avons toujours fait faire depuis.

Quoi qu'il en soit, nous voyons bien ici la fièvre puerpérale avec tous les caractères qu'on lui attribue : Frissons, suppression des lochies, péritonite, complication du côté des voies respiratoires qui sont frappées de pneumonie ; mais si le second cas a été le résultat du premier, d'où vient celui-ci ? L'encombrement ? Il n'y en avait pas. Nous ne voyons encore ici d'autre cause appréciable que le mauvais état de santé antérieure, la présence de tubercules dans les poumons, les mauvaises conditions d'alimentation, les souffrances morales et physiques, conséquences fatales d'une saison rigoureuse. Telle a été à la maternité le début de l'épidémie. Un premier cas se déclare sous l'influence de causes climatériques, un deuxième éclate quelques jours après et il n'y a guère lieu de croire à la contagion directe ou à l'infection d'une femme par l'autre ; dans les deux cas, mêmes antécédents (tubercules), mêmes influences physiques, morales et atmosphériques, enfin même simplicité présentée par l'accouchement.

TROISIÈME CLASSE.

LÉSIONS DE L'ABDOMEN.

A. — *Fièvre typhoïde et péritonite.*

Obs. V. — Françoise G..., née à Massingy (Haute-Savoie), tisseuse, 26 ans. Constitution bonne. — Accouchement naturel. — Fièvre typhoïde, péritonite. — Mort. — Entrée le 23 décembre 1867, accouchée le 24, morte le 31 décembre. — Lit n. 3.

L'accouchement de cette femme a eu lieu dans la nuit du 23 au 24 décembre, de la manière la plus heureuse. Le 25 au matin on trouve la malade dans un état d'abattement assez grand, les yeux sont larmoyants, la céphalalgie est grande, le pouls fréquent, 36 puls. au quart. La langue est sèche, vernissée et présente de la manière la plus caractéristique trois zones qui font immédiatement craindre une fièvre typhoïde. Le ventre n'est pas gonflé, mais il est un peu douloureux jusque dans les fosses iliaques, surtout à droite, où l'on perçoit des gargouillements. On n'observe pas de taches rosées sur le ventre, mais il est presque certain que cette femme est atteinte de fièvre typhoïde. Étant un peu fatiguée dans les derniers jours de sa grossesse, elle a rapporté à son état tout ce qu'elle ressentait à ce moment et ne s'en est pas préoccupée.

La malade est immédiatement évacuée à la salle Sainte-Blandine, n. 49.

0,20 sulfate de quinine, cataplasmes sur le ventre, bouillon, vin.

26 décembre. — 36 puls. au quart. La malade n'a pas eu de frisson hier, mais le ventre est très-douloureux au niveau de

l'utérus et dans les fosses iliaques ; les lochies, qui avaient bien coulé jusque-là, ont diminué. Plusieurs vomissements bilieux, rien dans les poumons ; la malade n'a pu garder la quinine.

1 gr. sulfate de quinine en lavement, cataplasmes laudanisés.

27. — 28 puls. Pas de vomissements. Ventre douloureux, le lavement de quinine en partie rendu. Lochies supprimées.

Mêmes prescriptions.

28. — 30 puls. Taches rosées multiples sur le ventre ; celui-ci est ballonné, mais encore un peu souple, diarrhée.

0,40 sulfate de quinine dans du café.

29. — 30 puls. Nausées continuelles, ventre moins douloureux.

Dix prises de 0gr,10 calomel à prendre tous les quarts-d'heure.

30. — 30 puls. Après une émotion, la malade a eu quelques frissons, puis elle a déliré. Soubresauts de tendons le matin. Plusieurs évacuations bilieuses ; ventre ballonné.

La mort arrive dans la nuit du 30 au 31 décembre.

Autopsie. — Un peu d'engorgement dans les poumons.

Péritoine congestionné, épaissi ; un peu de sérosité dans l'abdomen ; beaucoup de pus verdâtre, situé tout autour de l'utérus et de ses annexes ; il y en a aussi dans les ligaments larges.

Dans l'intestin grêle, on trouve très-manifestes les lésions de la fièvre typhoïde ; presque partout la muqueuse est injectée, près du cœcum il y a des plaques de Peyer qui commencent à s'ulcérer.

La rate est hypertrophiée.

Obs. VI. — Joséphine G.... née à Lyon, tisseuse, 24 ans, multipare, constitution bonne. — Accouchement, péritonite et phlegmon de la fosse iliaque droite après. — Guérison. — Entrée le 4 décembre 1867, accouchée le 9 janvier 1868, sortie le 30 janvier.

Le 4 décembre entre au n. 12 de la salle Sainte-Blandine une femme grosse, présentant depuis quinze jours environ une indisposition indépendante de son état. A cette époque, la malade a ressenti des frissons, puis elle a eu de la fièvre, de la céphalalgie ; elle a eu deux jours après des points douloureux au poumon droit et prétend avoir rendu quelques crachats teintés de sang.

Il est facile, à son entrée, de reconnaître une fièvre typhoïde ; il y a un accablement profond, le pouls est fréquent, 30 puls., la céphalalgie est intense, mais l'intelligence bien libre. La langue est rouge sur les bords, rôtie au milieu, il y a de la diarrhée. Il est impossible à cause de la distension du ventre de trouver les gargouillements dans la fosse iliaque droite où la malade accuse quelques douleurs, mais le doute sur la fièvre typhoïde n'est pas possible, car il y a, sur le ventre, des taches rosées, lenticulaires.

Le poumon droit est un peu mat et la respiration un peu soufflante. La malade éprouve de la dyspnée.

Cette femme dit être au milieu du huitième mois de sa grossesse. Elle ressent les mouvements du fœtus et les battements du cœur de celui-ci sont très-nets.

Un verre d'eau de Sedlitz.

6 décembre. — 25 puls., plusieurs selles ; toux moins fréquente ; la lésion pulmonaire n'augmente pas.

8. — Moins de fièvre, peau moite.

9. — Légère épistaxis, 24 puls.

12. — La malade est mieux ; elle ne tousse plus. Cet état persiste jusqu'au 22 ; elle a seulement pris dans ce laps de temps quelques verres d'eau de Sedlitz, du bouillon, du riz.

22. — La malade éprouve de vives coliques, mais différentes des douleurs de l'accouchement ; la malade sent le fœtus remuer beaucoup.

Lavement avec 10 gouttes laudanum.

23. — Encore quelques douleurs comme la veille.

Mêmes prescriptions.

28. — Le rétablissement est complet, la malade est en parfait état, elle se lève.

Le 2 janvier 1868 on remarque que le ventre tombe ; l'accouchement est prochain. Il a lieu à la maternité (n. 5), le 9 janvier au matin ; il a été un peu long, mais s'est bien passé. L'enfant est bien portant, il pèse 3 kilos et ne paraît pas avoir souffert de l'état de sa mère.

10 janvier. — Bon état.

11. — La malade a eu, vers deux heures du matin, un grand frisson suivi de chaleur et de sueurs abondantes. Au moment de la visite, fièvre (34 puls. au quart), abattement très-prononcé, langue saburrale ; les lochies coulent bien.

1 gr. 50 de sulfate de quinine, 2 gr. alcoolature d'aconit.

Dans l'après-midi, vers deux heures, la malade éprouve un mouvement fébrile, elle n'a pas eu de frisson, mais des bouffées de chaleur et quelques sueurs.

0 gr. 75 sulfate de quinine.

12. — Le commencement de la nuit a été mauvais, un peu de délire, puis des sueurs abondantes, la malade est plus calme, le matin le pouls est meilleur (30 puls.) Le visage de la malade est métamorphosé, les traits sont moins tirés. Le ventre n'est

pas ballonné et les lochies coulent encore, mais une vive douleur se fait sentir au niveau du ligament large droit.

Dans l'intérêt des autres accouchées on transporte cette femme à la salle Sainte-Blandine, au lit qu'elle avait occupé précédemment, avec toutes les précautions recommandées en pareil cas.

2 gr. 25 sulfate de quinine, frictions sur le ventre avec l'onguent napolitain belladoné, cataplasmes, prescriptions *ut suprà*.

13 janvier. — Le transfert s'est bien effectué, pas de frissons ni de diarrhée ; douleurs toujours vives au bas-ventre. Au niveau du ligament large droit on sent une tumeur molle, fluctuente, produite bien probablement par du pus. La malade a des sueurs abondantes.

Mêmes prescriptions.

14. — Un peu de mieux ; 28 puls. La malade ne ressent de la quinine qu'un peu de céphalalgie et de surdité, la langue est meilleure, l'enduit saburral léger.

0,40 sulfate de quinine. Idem pour le reste.

15. — Légers frissons, un pen d'abattement. 29 puls.

1 gr. sulfate de quinine.

16. — Quelques petits frissons. Les douleurs persistent toujours au bas-ventre ; celui-ci est un peu ballonné ; mais la tumeur qu'on observait les jours précédents semble se résorber. La malade éprouve quelques douleurs d'estomac qui paraissent provenir de la quinine.

Lavement avec 1 gr. sulfate de quinine, 2 gr. extrait de quina.

17. — Meilleur état. 27 puls. Sous l'influence des cataplasmes et des frictions mercurielles, survient sur le ventre une éruption pustuleuse confluente. Cependant le ventre est plus souple, moins douloureux au niveau du ligament large droit ; l'éruption paraît avoir exercé une influence salutaire. L'utérus

qu'on peut mieux palper est encore un peu gros, légèrement dévié à droite par quelques brides cicatricielles peut-être?

Frictions et cataplasmes supprimés. Mêmes prescriptions jusqu'au 20 janvier. A cette date le pouls était calme, 27 puls. Les forces revenaient, ventre peu douloureux, faciès bon, appétit prononcé.

Quart d'aliments. Vin d'Espagne, lavement de quinine supprimé.

Depuis ce jour l'état de la malade a constamment été en s'améliorant ; le 25, elle pouvait se lever, et le 30 janvier, désireuse de retourner chez elle, elle demandait sa sortie. La guérison s'est maintenue.

Dans les deux cas précédents, nous avons deux fièvres typhoïdes manifestement contractées au dehors où il en régnait beaucoup à cette époque, tandis que jusque-là on n'en avait point encore observé à la Maternité. La première (obs. V) entre au début da la première période, les taches rosées paraissent cinq jours après ; la seconde (obs. VI) arrive en pleine éruption des taches rosées ; elle occupait à ce moment une maison dont presque tous les locataires étaient atteints de la même affection. De même que pour les lésions thoraciques du début de l'épidémie, la fièvre typhoïde a donc été contractée aussi à l'extérieur. Le rôle de la constitution médicale régnante est ici encore bien important.

Les péritonites qu'ont eues ces femmes fournissent des considérations intéressantes :

Relativement à Françoise G... (obs. V), nous voyons pour la troisième fois une malade, couchée au n° 3 de la maternité, subir une péritonite et succomber. La responsabilité du premier cas ne saurait retomber sur personne ; si, pour le second, on l'a vu, nous avons, avec la plus grande sévérité pour nous-mêmes, fait valoir les motifs en faveur de la contagion, il n'en saurait être de même, ce nous semble, pour le troisième.

Une première fois l'intervalle entre la présence des deux malades n'avait été que de quatre jours, du 4 au 8 décembre, et on avait peut-être oublié les prescriptions hygiéniques dont nous avons parlé ; la seconde fois, l'intervalle a été de huit jours, du 15 décembre au 23 ; nous ne nous rappelons pas si le lit a été occupé pendant l'intervalle; quoi qu'il en soit, les mesures signalées ont été prises, la literie a été complètement renouvelée et le lit n'a été de nouveau occupé que lorsque les autres lits étaient tous pleins ; les circonstances ont fait entrer à ce numéro une femme atteinte de fièvre typhoïde ; nous croyons que cette complication est seule responsable du décès de cette femme. Si nous avons pu conduire à meilleure fin la malade de l'obs. VI, nous n'en voyons pour cause que les doses plus élevées de quinine et un meilleur état de santé habituel occasionné par une aisance relative pour des ouvriers tisseurs.

Dans le premier cas la fièvre typhoïde a pu se développer concurremment avec la péritonite. L'une et l'autre sont prouvées puisqu'elles ont été constatées à l'autopsie, mais nous inclinons fortement à croire que l'une a provoqué l'autre, car les symptômes de la fièvre typhoïde ont toujours été plus accusés que ceux de la péritonite ; celle-ci a débuté sans frissons, au moins qui aient été observés. Nous ne croyons donc pas pouvoir dire péritonite puerpérale, mais péritonite suite de fièvre typhoïde chez une accouchée.

Chez la malade de l'obs. VI, la fièvre typhoïde a parfaitement suivi son cours pendant le dernier mois de la grossesse ; ici aussi nous la rendons responsable des complications qui ont suivi l'accouchement et nous qualifions de la même façon la péritonite qui a succédé, quoiqu'elle ait débuté par un violent frisson bien constaté. Nous comprenons facilement qu'une maladie qui occasionne quelquefois une péritonite chez des personnes hors de la période puerpérale, en provoque une chez des femmes récemment accouchées.

Enfin dans les deux cas la fièvre typhoïde n'a exercé aucune influence fâcheuse sur la santé du fœtus et sur le travail de l'accouchement, qui a été très-simple ; les deux enfants se portent bien.

B. PÉRITONITE.

1° Péritonites à formes ordinaires.

Obs. VII. — Elisabeth N..., née à Lyon, tisseuse, 30 ans, tempérament lymphatique, constitution bonne; multipare. — Accouchement naturel. — Péritonite. — Mort. — Entrée le 16 décembre 1867, accouchée le 15, morte le 27 décembre. — Lit n. 4.

Cette malade a déjà eu un accouchement très-bon ; celui-ci s'est très-bien effectué le 15 décembre, l'enfant est venu bien portant.

Les conditions habituelles de santé laissent à désirer chez cette femme ; elle a eu une grossesse pénible, d'autant plus que cédant à des caprices d'imagination. la malade s'était persuadée qu'elle accoucherait d'un monstre et qu'elle mourrait. — Nous notons ces détails pour montrer le peu d'influence qu'a l'imagination de la mère sur le produit de la conception.

Tout s'est bien passé jusqu'au 19 ; ce jour-là frissons et plusieurs selles diarrhéiques.

0 gr. 40 sulfate de quinine. Lavement laudanisé.

20 décembre. — Ventre un peu ballonné, douloureux au niveau des annexes de l'utérus. Prostration ; diarrhée assez forte. — 29 pulsations.

0 gr. 40 sulfate de quinine. — Frictions sur le ventre avec l'onguent belladoné. — Cataplasmes. — Potion avec 0 gr. 05 extrait gommeux d'opium. — Bouillon, vin.

21 — 28 pulsations. Le ventre est plus ballonné. La diarrhée persiste. — Dyspnée, rien dans les poumons ; la dyspnée ne paraît tenir qu'au météorisme de l'abdomen.

Mêmes prescriptions, pot. avec 2 gr. alcoolature d'aconit, 0 gr. 05 extrait gommeux d'opium.

22. — 27 pulsations ; un peu de délire la nuit, agitation le matin ; ventre moins douloureux, un peu plus souple ; la diarrhée a diminué. Cet état persiste jusqu'au 26, où la malade est moins bien ; le ventre a augmenté de volume. Sentiment de constriction à la gorge, dysphagie, sécheresse ; toutefois la langue quoique rouge est humide. La malade ne veut plus prendre la quinine en potion, bien qu'elle n'en ressente aucun fâcheux effet. 30 puls.

Frictions avec l'onguent mercuriel simple. Lavement avec 0 gr. 50 sulfate de quinine dans infusion de valériane. Les autres prescriptions continuées.

Le soir, le délire augmente ; la constriction est toujours de plus en plus forte à la gorge ; la malade s'exprime difficilement.

27. — Le ventre est très-gros, la dysphagie persiste, la respiration est fréquente ; les narines et les lèvres sont agitées de mouvements convulsifs ; délire persistant. 35 puls.

Mêmes prescriptions.

Le soir perte de connaissance, soubresauts de tendons. La mort est imminente ; elle a lieu à onze heures du soir.

(L'autopsie n'a pu être faite.)

Obs. VIII. — Annette P..., née à Saint-Pierre-d'Albigny (Savoie), marchande, 28 ans, primipare. — Constitution bonne. — Accouchement naturel. — Péritonite. — Guérison. — Entrée le 16 mars 1868, accouchée le 17 mars, sortie le 2 avril. Lit n. 4.

Accouchement naturel, enfant bien portant. Cette malade allait bien, lorsque le 20 mars, au matin, elle prend un violent frisson suivi de chaleurs et de sueurs abondantes. Au moment de la visite, la face avait changé, elle était grippée, terreuse, la langue était sale, le pouls battait 32 au quart, les membres étaient agités par de petits mouvements saccadés, quelques soubresauts de tendons. Le ventre était douloureux au niveau des ligaments larges. Le pronostic était évidemment grave.

2 gr. 80 sulfate de quinine à prendre en trois fois, bouillon, eau panée vineuse ; frictions mercurielles. Cataplasmes.

21 mars. — Mieux, les traits sont moins tirés, les soubresauts de tendons ont disparu. 30 puls. Le ventre qui commençait à enfler est plus gros, mais moins douloureux, les lochies coulent bien, pas de diarrhée.

2 gr. sulfate de quinine.

22. — Pouls à 29. La malade va de mieux en mieux, le ventre est moins ballonné.

1 gr. sulfate de quinine.

23. — 26 puls. Le ventre diminue beaucoup.

0 gr. 50 sulfate de quinine. Frictions mercurielles supprimées.

27. — Quelques frissons la nuit, suivis de chaleur, de sueur, et de maux de tête. — Langue sale, jaune, quelques vomissements bilieux ; le ventre n'a pas augmenté de volume, le pouls est assez calme. 25 puls.

8 prises de 0 gr. 10 de calomel à prendre tous les quarts d'heure.

28. — Etat satisfaisant. Plusieurs évacuations.

Quinine suspendue, vin de quina.

Le lendemain la malade se lève et le 2 avril elle demandait à sortir. Elle était bien remise, quoique un peu faible.

Obs. IX. — Claire B..., née à Lyon, dévideuse, 41 ans. — Constitution bonne. — Multipare. — Accouchement naturel. — Péritonite. — Guérison. — Entrée le 19 mars 1868, accouchée le même jour, sortie le 9 avril. Lit n. 6.

Accouchement très-simple. Enfant vivant et pesant 4 kilog. C'est le neuvième enfant auquel cette femme donne le jour, toutes les grossesses ont été bonnes.

Le 21 mars, au matin, on la trouve avec la peau chaude et une transpiration abondante. Elle se plaint de céphalalgie et avoue avoir eu des frissons à la fin de la nuit. La langue est un peu sèche, le ventre a déjà grossi, il est douloureux dans le bas. Le pouls est rapide et petit, 29 puls. L'état de cette malade est grave, prostration de forces, légères contractions des muscles de la face. Les lochies ne sont pas supprimées.

1 gr. 50 sulfate de quinine. — Cataplasmes, frictions mercurielles. Bouillon, eau vineuse.

Vers trois heures de l'après-midi, nouveaux frissons. Le ventre a augmenté de volume, il est plus douloureux.

A prendre de nouveau 1 gr. 50 sulfate de quinine (3 gr. dans les vingt-quatre heures).

22. — La malade est mieux, pas de frissons, les traits sont moins tirés. Il n'y a qu'un peu de céphalalgie et de surdité provenant du sulfate de quinine. Le ventre est encore gros et douloureux, mais le pouls est bien moins rapide, 23 puls. au quart.

1 gr. 50 sulfate de quinine. — Bouillon, eau vineuse.

23. — La journée et la nuit ont été bonnes, la langue est plus humide, le ventre moins douloureux quoique gros. La quinine est bien supportée ; les lochies coulent bien. Il y a beaucoup moins d'abattement et le pouls est presque normal, 19 puls. au quart.

1 gr. sulfate de quinine. Il est supprimé le lendemain ainsi que les frictions mercurielles.

La malade se rétablit promptement sous l'influence d'un régime fortifiant (viande rôtie, vin de quina, vin rouge). — Les forces reviennent et Claire B... peut sortir le 9 avril en très-bon état.

Nous avons séparé l'observation VII des observations III et IV, dont il aurait fallu la rapprocher pour suivre l'ordre chronologique, mais les lésions ayant été un peu différentes, nous avons classé l'observation d'Elisabeth N... au groupe des péritonites simples ; cependant il ne faut pas perdre de vue la rapide succession de cas graves sous l'influence de la saison. Tandis que de tous côtés se montrent dans les autres salles des pneumonies, des fièvres typhoïdes, les femmes en couches sont durement éprouvées. Le 4 décembre a lieu le décès de la malade de l'obs. III; une femme entre le 8 au même lit et meurt le 19, à la salle Sainte-Blandine où elle a été transportée le 15. — Dans cette même journée du 15, sans avoir vu sa voisine, entre Elisabeth N. . (obs. VII) au n. 4 de la maternité. Cette femme succombe le 27 à une péritonite simple. Est-ce un cas de contagion? Nous hésitons à le croire, malgré la singulière coïncidence qui a rassemblé en quelques jours dans des lits voisins les cas les plus graves du moment. — Cette malade ne nous semble pas plus avoir été infectée par le voisinage d'un lit où avaient séjourné deux péritonites compliquées de pneumonie et suivies de décès, avant son entrée, qu'elle n'a été infectée de fièvre typhoïde par une troisième malade (obs. V), couchée au lit n. 3, plus de 36 heures à côté d'elle. Elisabeth N... a subi l'influence de l'épidémie dont nous avons déjà mentionné les causes, mais nous rejetons l'idée de contagion, parce que toutes les mesures hygiéniques connues ont été prises et que nous voyons éclater ces accidents les plus graves et de nature diverse dans l'intervalle d'un mois pendant lequel se sont succédé sans relâche le froid, la pluie et la neige.

Cette manière d'envisager la situation ne nous a nullement empêché, nous le répétons, de prendre toutes les mesures reconnues bonnes en pareille circonstance : la dissémination des malades et la disparition des objets de toute sorte qui leur ont servi ; c'est pourquoi nous avons plus de raisons pour ne pas admettre la contagion.

Nos trois dernières observations (VII, VIII, IX) vont nous fournir l'occasion de nous expliquer sur le traitement qui a été appliqué. On l'a vu, d'une manière générale nous avons recouru au sulfate de quinine et aux toniques. Cette méthode n'est pas nouvelle, mais dans deux cas nous avons recouru à des doses inaccoutumées et le succès a été complet. La malade de l'obs. VII n'a pris que la dose ordinaire du sel de quinine, quarante centigrammes, aussi près que possible du frisson initial ; la péritonite n'en a pas moins suivi son cours pour aboutir à la mort, le pouls s'étant généralement tenu à 30 puls. (au quart) sauf le dernier jour. Dans les deux observations VIII et IX, les symptômes étaient d'emblée fort graves avec adynamie et ataxie; la première malade avait trente-deux pulsations, elle prit 2 gr. 80 de sulfate de quinine ; la seconde avait 26 puls., elle prit 3 gr. du même sel. Dans les deux cas les accidents produits par la quinine ont été insignifiants, une légère ivresse a eu lieu, caractérisée par la pesanteur de tête et la surdité. Le pouls a diminué progressivement, jusqu'à 19 pulsations dans le deuxième cas, en même temps la dose du sel était réduite à 1 gr. et à 0 gr. 50.

2° *Péritonites à formes anormales.*

Nous rangeons sous cette désignation trois observations dont les sujets ont tous présenté des symptômes différant un peu de ceux que nous avons rencontrés jusqu'ici.

Obs. X. — Catherine B..., née à Saint-Paul (Basses-Alpes), tisseuse, 32 ans, multipare. — Constitution bonne. — Accouchement naturel. — Péritonite à forme typhoïde. — Guérison. — Entrée le 14 décembre 1867, accouchée le 16, sortie le 2 février 1868. —

Bonne grossesse, accouchement naturel, très-rapide. Enfant vivant, bien conformé.

Les suites des couches étaient extrêmement simples les premiers jours chez cette femme et celle-ci semblait devoir se remettre promptement, lorsqu'elle fut prise d'une diarrhée incoercible ; absence de frissons au début ; inertie mal déterminée, lorsque le 28 décembre, au matin, survient une forte fièvre. 28 puls. — La peau est chaude et sèche ; il y a de la céphalalgie ; la langue présente trois zones mal dessinées ; pas d'épistaxis, ventre très-douloureux au niveau des ligaments larges, suffisamment distendu pour empêcher de percevoir le gargouillement.

On ne trouve rien dans le poumon gauche, mais, à droite, on constate un point mat où s'entend du souffle tubaire.

Transfert au n. 22 de la salle Sainte-Blandine.

Vésicatoire à droite. 10 prises de 0 gr. 10 de calomel, à prendre une tous les quarts d'heure. Cataplasmes. Eau panée vineuse.

29. — Un peu de mieux. — 27 pulsations. Ventre moins douloureux ; plusieurs évacuations. Les trois zones de la langue sont mieux accusées que la veille, mais il est toujours impossible de trouver le gargouillement ; quant aux taches rosées, on prévoit que leur présence, si elle a lieu, sera impossible à constater, parce que cette femme a une peau rude, écailleuse et très-brune.

Calomel suspendu. — Infusion mauve et tilleul.

30. — 25 puls. Même état.

1er janvier 1867. — La malade est beaucoup mieux ; cet état persiste jusqu'au 5. A cette date, le ballonnement du ventre cesse ; tous les soirs redoublement fébrile.

0 gr. 50 sulfate de quinine. Le calomel est repris.

2 janvier. — Légère stomatite. — Calomel supprimé.

Le 10 janvier quinine supprimée ; la malade recouvre ses forces sous l'influence d'un régime fortifiant, et sort le 2 février très-bien portante.

Qu'a eu cette malade? Le 28 décembre cette femme semblait commencer une fièvre typhoïde ; celle-ci était commune à cette époque et une femme était entrée au n. 3 le 23 décembre avec des symptômes manifestes de dothiénentérie ; mais les jours suivants ces craintes s'étaient dissipées et l'on s'est trouvé en présence d'une péritonite qui a cédé à 2 gr. de calomel en deux fois et à l'usage de la quinine.

Nous nous croyons autorisés à dire : Péritonite à début typhoïde.

Obs. XI. — Jeanne C..., née à Saint-Sorlin (Rhône), tisseuse, 20 ans, primipare. — Constitution faible. — Accouchement naturel. — Péritonite foudroyante. — Mort. — Entrée le 20 février 1868, accouchée le 23, morte le 24. Lit n. 6.

Cette femme est d'une constitution chétive ; n'a pas été malade jusqu'au commencement de sa grossesse. Celle-ci a été bonne. L'accouchement a été très-simple et pas long, quoique la malade fût primipare ; enfant bien portant, pesant plus de 3 kilog.

Accouchée le 23 février, à deux heures du matin, cette jeune femme éprouva, à quatre heures et demie, un violent frisson qui dura trente minutes environ, frisson suivi de chaleur et de sueurs. Elle ne se plaignit nullement et on ne sut le fait que le soir, lorsque, en présence de symptômes plus graves, elle fut pressée de questions.

Les sueurs passées, la malade n'éprouva que de la lassitude, mais, à 5 heures du soir, elle eut de légers frissons et en même temps elle ressentit une vive douleur au bas-ventre, sur la ligne médiane, au-dessus du pubis. Le ventre n'était pas gonflé, les lochies coulaient encore.

1 gr. sulfate de quinine à prendre *illico* en deux fois. Frictions mercurielles. Cataplasmes.

A dix heures du soir, la douleur abdominale s'était calmée, mais dans la nuit (23 au 24 février), la péritonite se manifesta avec force. A minuit, les douleurs reparurent très-violentes et trois heures après le ventre était très-ballonné.

C'est dans ce triste état qu'on trouva la malade à la visite du 24 au matin. La face était grippée, le pouls à 32 pulsations au quart; langue sèche, céphalalgie intense. On prescrivit immédiatement l'application de quarante sangsues sur le ventre avec l'intention de la faire suivre, comme le veulent Niemeyer et Béhier, d'applications froides à l'extérieur et d'opiacés à l'intérieur. Les sangsues donnèrent beaucoup, amenèrent un affaissement du ventre et une sédation dans tous les symptômes; 30 puls.; la malade éprouva du mieux. Vers trois heures de l'après-midi survinrent des vomissements que la glace arrêta; à 8 heures du soir elle était morte, après avoir déliré et s'être un peu débattue.

L'autopsie n'a pu être faite.

En résumé, accouchement le 23 février, à 2 heures du matin; à 4 heures et demie frisson, à 5 heures du soir nouveaux frissons et douleur abdominale, péritonite dans la nuit, vomissements à 3 heures de l'après-midi le 24, mort à 8 heures du soir.

Comparée à celles qui se sont produites dans cette Maternité depuis le mois de novembre, cette péritonite présente de grandes différences dans la marche des symptômes ; la mort survient en trente-deux heures ; c'est pourquoi nous avons qualifié de foudroyante cette péritonite. Nous nous expliquons mal un violent traumatisme après un accouchement si simple, mais d'un autre côté pendant le mois de février, c'est le seul cas grave qu'il y ait eu ; les jours précédents il n'y avait eu que quelques cas de frisson et de diarrhée.

Cette observation ressemble à celle publiée sous le même titre dans la thèse de M. Français.

Obs. XII. — Anne P..., née à Lyon, tisseuse, 25 ans. — Primipare. — Constitution faible. — Accouchement naturel. — Infection purulente. — Péritonite. — Mort. — Entrée le 9 mars 1868, accouchée le 10, morte le 21. — Lit n. 5.

Accouchement naturel, enfant bien portant.

Les suites de couches ont été très-régulières chez cette femme durant son séjour à la maternité ; elle n'avait eu ni frissons ni douleurs dans le bas-ventre, lorsqu'on dut le 17 mars la faire passer à la salle Sainte-Blandine ; cette femme était seulement un peu lente à se remettre et la mutation ne s'opérait que pour cause d'encombrement à la maternité. Dans la nuit qui suivit ce changement, trompant la surveillance, cette femme resta assez longtemps levée et but une assez grande quantité de vin, sans doute pour reprendre des forces. A la visite du lendemain, 18 mars, on trouvait que les poignets étaient douloureux ; comme la malade ne ressentait rien au niveau de l'utérus, on crut à quelques douleurs rhumatismales.

On ignorait ce qu'avait fait cette malheureuse femme ; elle crut devoir renouveler ses imprudences la nuit suivante (du 18 au 19) en mangeant outre mesure des aliments obtenus en cachette.

Le matin (19 mars) des symptômes graves attirèrent notre attention, et c'est en comprenant la portée de nos questions que des voisines révélèrent tout ce qu'avait fait cette femme. Elle avait une fièvre très-forte, 33 puls. au quart, la figure rouge, animée, mais ne présentant pas l'aspect grippé. La langue rouge sur les bords, saburrale au milieu ; le ventre ballonné, sonore. Absence de douleurs à la pression du bas-ventre au niveau de l'utérus et de ses annexes : la malade affirmait aussi ne pas avoir eu de frissons. Ce dernier point est contredit par des voisines qui l'ont vue trembler quand elle s'est remise au lit.

Médecine noire. Infusion de semences d'anit. 0,50 sulfate de quinine.

20 mars, — Même état, plusieurs évacuations ; la langue est moins sale, mais toujours rouge. 33 puls. La figure est animée, la malade a parfaitement conscience de ce qui se passe autour d'elle ; elle dit ne pas souffrir ; sa parole est brève, saccadée. Léger délire.

1 gr. sulfate de quinine, bouillon.

21 mars. — Délire toute la nuit, le ventre a grossi, il ne paraît pas douloureux, 35 puls. au quart. Spasme des muscles du visage, pas de soubresauts de tendons. Constipation, langue très-saburrale.

15 prises de 0 gr. 10 de calomel à prendre tous les quarts d'heure ; 1 gr. 50 de sulfate de quinine à prendre après. Eau panée vineuse.

A trois heures de l'après-midi le délire augmente, délire gai pendant lequel la malade répétait sans cesse qu'elle allait très-bien. Soubresauts de tendons, 40 puls. au quart.

Le calomel n'a pas produit d'évacuations ; on lui fait prendre immédiatement une partie de la quinine. Potion avec 1 gr. teinture de castoréum ; vésicatoire aux mollets, sinapismes aux bras.

La malade meurt à six heures du soir.

Autopsie. — Le péritoine est rouge, très-arborisé ; il y a un peu de liquide dans l'abdomen, mais pas de pus.

Les intestins sont très-gros, distendus par des gaz ; un peu d'injection des tuniques, mais nulle part des ulcérations.

La rate est grosse, un peu rouge.

L'utérus est encore gros ; à l'extérieur il paraît sain ainsi que ses annexes ; à leur niveau le péritoine est normal, il n'y a pas de pus ; à l'intérieur de l'utérus on trouve des caillots de sang et une sorte de bouillie fétide. Nous n'avons pas trouvé de pus.

Les reins sont congestionnés ; dans chacun d'eux on trouve quelques gouttes d'un liquide qui paraît purulent.

Les autres viscères sont sains dans l'abdomen ou dans le thorax ; le pus n'a été rencontré dans aucune des grosses veines de l'abdomen et des membres inférieurs. Il n'a pas été possible de toucher aux articulations.

Ces autopsies incomplètes ne permettent pas de juger complètement les questions à résoudre. A quelle affection a succombé cette femme ? Nous croyons pouvoir dire à une infection purulente avec péritonite ; la limite est difficile à trancher chez les femmes en couches entre l'infection putride et l'infection purulente ; nous avons vu que l'utérus contenait des caillots fétides ; que les intestins renfermaient beaucoup de gaz ; voilà bien des présomptions en faveur de la première infection ; d'autre part, quoi qu'en ait dit la malade, il y a eu frisson et douleurs articulaires, et si on n'a pu trouver des abcès par congestion dans les poumons ou dans le foie, il est probable que c'était du pus qu'il y avait dans les reins, et on en aurait certainement trouvé dans les grandes articulations, surtout aux poignets. Quant aux causes qui ont provoqué cette infection purulente, nous les avons fait connaître au commencement de l'observation ; elles nous paraissent sérieuses ; en tous cas les imprudences de la malade sont authentiques.

QUATRIÈME CLASSE.

LÉSIONS DES REINS.

Obs. XIII. — Hélène Pascal..., née à Lyon, 31 ans, tisseuse, multipare, constitution faible. — Accouchement naturel. — Albuminurie. — Guérison. — Entrée le 5 janvier 1868, accouchée le même jour, sortie le 9 février 1868. — Lit n. 7.

Cette femme a déjà eu un accouchement qui avait été très-simple ainsi que la grossesse.

La grossesse actuelle a été très-pénible ; il s'était formé au bas-ventre un vaste abcès qu'il a fallu ouvrir. Dans ces derniers temps la malade a fait sur le côté du ventre une chute dont elle s'est ressentie pendant longtemps. Est-ce à cet accident qu'il faut attribuer la mort de l'enfant ? celui-ci est venu avec cette putréfaction particulière des fœtus morts depuis plusieurs jours.

Les jours suivants, par intermittence, cette femme avait de légers frissons, de la diarrhée, elle ressentait une grande faiblesse. Au début on insista surtout sur le régime alimentaire ; d'une assez grande pauvreté, cette femme a eu bien des privations pendant sa grossesse. Son teint est très-pâle, bruit de souffle dans les vaisseaux. Elle passe à la salle Sainte-Blandine, n. 39, le 16 janvier.

19 janvier. — La diarrhée a été arrêtée par des lavements de 0 gr. 10 de nitrate d'argent. A prendre 4 pilules de Vallet.

26. — Vives douleurs dans l'abdomen au niveau des annexes de l'utérus à droite, ventre un peu gros.

Frictions avec l'onguent napolitain belladoné. Vin de quina.

27. — Légère salivation.

Frictions avec la pommade belladonée simple, gargarisme avec 4 gr. de chlorate de potasse,

28. — Ventre très-douloureux, surtout à droite où l'on perçoit dans la fosse iliaque une tumeur allongée de bas en haut, molle, fluctuente ; quelques frissons.

Pilules et frictions supprimées. Potion avec 0 gr. 05 extrait gommeux d'opium ; 0,40 sulfate de quinine.

29. — Ventre moins douloureux, abattement.

Mêmes prescriptions.

30. — Œdème prononcé au membre inférieur droit et aux mains. Sensation douloureuse à la partie interne de la cuisse et sous le mollet. On craignait qu'il ne survînt une phlébite, mais il n'y avait ni rougeur ni gonflement au niveau de la veine saphène interne. La tumeur du ventre a diminué.

Friction mercurielle sur le membre inférieur. Même prescription.

31. — Urines très-rouges, contenant quelques caillots de sang.

Précipité d'albumine par l'acide nitrique.

20 gouttes de perchlorure de fer. Lait. Le reste supprimé.

1er février. — L'enflure est déjà moindre.

6. — Il n'y a plus d'albumine dans les urines ; celles-ci sont très-décolorées.

Perchlorure de fer supprimé.

7. — Les jambes ne sont plus infiltrées, il ne reste qu'une grande faiblesse.

1 gr. extrait de quina, 10 gr. élixir de Garus.

Le 9, la malade veut sortir ; il reste cependant une anémie considérable ; la malade prendra du fer.

Les conditions de santé de cette femme étaient fort mauvaises ; l'albuminurie a-t-elle été la cause de l'anémie, ou plutôt en est-elle le résultat? Enfin cette albuminurie a-t-elle été amenée par la compression exercée sur les vaisseaux rénaux par la collection purulente qui siégeait à droite dans l'abdomen ? Cette dernière opinion est probablement la bonne et l'anémie n'a dû être que consécutive à la lésion rénale. Quoi qu'il en soit, celle-ci a été promptement modifiée par le perchlorure de fer.

CINQUIÈME CLASSE.

—

LÉSIONS DES VEINES.

Obs. XIV. — Henriette P..., née à Seyssel (Ain), dévideuse, 32 ans, constitution délabrée ; multipare. — Accouchement naturel. — Ovaliste. — Phlegmon des membres inférieurs. — Mort. — Entrée le 4 février 1868, accouchée le 5, morte le 5 mars 1868. — Lit n. 9.

Accouchement très-simple. Enfant bien portant. Les jours suivants la malade a eu quelques frissons et de la diarrhée, elle a voulu sortir le 17 février avant d'être complètement remise.

Le lendemain (18) elle éprouva chez elle une vive douleur à la partie inférieure droite du ventre, douleur s'irradiant dans les parties génitales. Survint bientôt une enflure qui se propagea jusqu'aux pieds, surtout à droite.

Cette femme rentra le 27 février à la salle Sainte-Blandine, n° 10. Tuméfaction considérable des membres pelviens ; depuis l'arcade fémorale jusqu'au milieu des cuisses, on trouve de la rougeur et de la chaleur. L'empâtement est plus prononcé à droite. Langue sale, 28 puls.

10 prises de 0 gr. 10 de calomel à prendre tous les quarts d'heure. Frictions sur les jambes avec l'onguent napolitain.

28 février. — Même état. 26 puls. Plusieurs évacuations.

Calomel supprimé.

1er mars. — Un peu de gonflement des gencives. 25 pulsations. La malade est beaucoup mieux ; les cuisses sont moins chaudes, la teinte rouge est moins prononcée, l'œdème a diminué ; il persiste encore au pied gauche tandis que l'on constate au pli de l'aine gauche une tumeur fluctuente contenant certainement du pus.

Frictions supprimées. Gargarisme au chlorure de potasse.

2 mars. — On se disposait à ouvrir la tumeur siégeant au haut de la cuisse gauche ; mais elle a diminué de volume et ne fait plus souffrir la malade. 23 puls.

Vin de quina, viande rôtie, vin rouge.

Tout semblait donc devoir se terminer favorablement lorsque, le 5 mars au matin, la malade se plaignit de ne pouvoir rester couchée dans le lit, à cause d'une oppression considérable. L'examen de la poitrine fait reconnaître un double épanchement pleurétique plus étendu à gauche qu'à droite. Il paraît être survenu sans douleur. La dyspnée paraît être plus forte que ne le comporte l'épanchement. Il y a lieu de craindre la formation d'une embolie.

2 grands vésicatoires, 10 gr. bicarbonate de soude.

La journée fut meilleure que la nuit précédente ; à neuf heures du soir, la malade est prise subitement d'une oppression excessivement forte et meurt immédiatement.

Autopsie. — Double épanchement pleurétique plus étendu à gauche qu'à droite, et plus ancien, car il y a déjà des fausses membranes qui s'organisent. La plèvre est partout également rouge.

Dans les deux poumons, un peu de congestion, tubercules au sommet, en grand nombre mais non ramollis.

Péricarde un peu épaissi, renfermant un peu plus de liquide que d'habitude. Le ventricule gauche est augmenté de volume, mais les parois ne sont pas hypertrophiées. Aucune lésion valvulaire. Pas de caillots dans le cœur.

Les reins sont un peu congestionnés, la rate est très-grosse. Les intestins renferment du gaz en quantité. Le foie est normal.

L'utérus est encore un peu gros et mou. L'ovaire droit est transformé en une poche close de pus verdâtre, bien lié.

Nous n'avons pas trouvé de pus dans les veines cave inférieure, fémorales et leurs dépendances ; pas de caillots sanguins dans l'aorte et les fémorales ; mais les troncs veineux thoraciques et l'artère pulmonaire n'ont pu être examinés à cause de la manière dont il a été procédé à l'autopsie.

Le tissu cellulaire du membre est très-infiltré par de la sérosité ; à gauche, on trouvait une petite collection purulente autour des vaisseaux fémoraux.

Malgré toutes les lésions trouvées et celles qu'on n'a pu y découvrir, cette malade nous paraît avoir succombé à un phlegmon de l'ovaire droit, ayant déterminé dans ces deux veines fémorales un commencement de phlébite. Celle-ci a cédé au traitement mercuriel, mais il a dû se former une embolie qui a amené la mort subite. Nous ne croyons pas qu'on puisse attribuer cette mort à l'anémie produite par le traitement mercuriel, car il a été promptement arrêté et la malade ne paraît en avoir retiré que de bons effets ; quant à la pleurésie, on l'a vue souvent sans prodromes, sans douleur pour la malade qui n'éprouva de l'oppression que lorsque l'épanchement était déjà bien formé. Nous hésitons à croire que cet épanchement a occasionné la mort, car les trois quarts du poumon droit et le tiers du poumon gauche pouvaient respirer. Nous maintenons donc le diagnostic porté.

Nota. — L'insuffisance de nos examens nécropsiques tient aux entraves qu'imposent les familles, qui permettent très-rarement l'autopsie complète.

SIXIÈME CLASSE.

LÉSIONS DU CERVEAU.

Nous transcrivons ici un cas de manie puerpérale bien constaté. Les suites de l'accouchement ont été très-simples quant aux phénomènes qui se sont passés du côté de l'utérus, mais l'état mental a été profondément troublé.

Obs. XV. — Pierrette Q..., née à Chambla (Loire), 31 ans, tisseuse, constitution bonne ; multipare. — Accouchement naturel. — Manie puerpérale. — Entrée le 11 décembre 1867, accouchée le 12, sortie le 15 mars 1868. — Lit n. 2.

Accouchement simple, enfant bien portant ; cependant cette malade, au grand étonnement de tout le monde, se plaint de toutes sortes de maux et annonce que c'en est fait d'elle, qu'elle va périr. Elle se remet cependant très-bien de sa couche et, à part quelques douleurs névralgiques à la face qui ont cédé à la quinine, elle va très-bien jusqu'au 25 décembre, jour où elle retourne chez elle.

Son état mental ne fait que se troubler de plus en plus ; dès que la nuit arrive, elle se plaint de vives douleurs de tête, à chaque instant elle croit avoir des hémorrhagies utérines abondantes, elle ne dort pas et le désordre de ses idées est tel qu'elle ne prend plus soin de ses enfants.

Elle rentre le 4 janvier à la salle Sainte-Blandine, n. 28.

Cette femme a eu plusieurs accouchements, chacun d'eux a été suivi d'un désordre cérébral qui a toujours disparu au bout de quelques jours. Cette fois il est plus fort et plus long.

Les yeux sont enfoncés et hagards ; il y a plusieurs nuits

qu'elle n'a pas dormi; ses idées sont tristes, elle parle constamment de la mort. Le traitement a consisté en purgatifs répétés à plusieurs jours d'intervalle et en potions opiacées pour la nuit.

Pendant deux mois qu'a duré son séjour à l'hôpital, elle a eu peu de moments lucides, et toujours l'idée de la mort. Elle dit avoir sur le cœur une poche qui va se rompre et la faire mourir, mais elle n'a absolument rien au cœur. On pouvait espérer que la tranquillité, l'éloignement de son domicile où elle ne trouvait que la misère, une bonne nourriture, pourraient amener un résultat. La santé devint excellente, les règles reparurent, elle prit de l'embonpoint; mais il n'y eut aucune modification du côté du cerveau.

Elle sortit le 15 mars; nous n'en avons pas eu de nouvelles depuis.

SEPTIÈME CLASSE.

DYSTOCIE.

A. — *Cas ayant obligé à pratiquer la version.*

Obs. XVI. Françoise G..., née à Juilly (Savoie), 40 ans, tisseuse, constitution bonne, multipare. — Présentation de l'épaule droite. — Version. — Entrée le 27 décembre 1867, accouchée le même jour, sortie le 13 janvier 1868. — Lit n. 2.

Cette femme arrive au moment de la rupture de la poche des eaux; on voit alors un bras faire procidence par la vulve; les premières tentatives faites par la personne qui assistait l'accouchée n'ont pu faire rentrer ce bras. C'est le bras droit qui se présentait en deuxième position encéphalo-iliaque droite ; en même temps une partie du cordon faisait hernie, tandis que l'épaule droite reposait fortement sur le pubis. La tête était presque sur la ligne médiane, fermant en partie le détroit supérieur. Le fœtus paraissait ne plus vivre, car on n'entendait pas les battements du cœur et on ne percevait aucune pulsation dans la partie du cordon qui pendait à la vulve. La version était donc formellement indiquée pour sauver la mère.

Les premières tentatives eurent pour but de réduire le cordon, mais on n'y put parvenir, l'épaule droite, on l'a vu, étant appliquée sur le pubis. Alors la main ayant été introduite, la tête et l'épaule droite du fœtus furent refoulées à droite ; on eut ainsi l'espace libre pour rencontrer les pieds qui étaient en haut et à gauche. Le pied droit fut saisi et amené à la vulve où il fut retenu par un lien ; cette manœuvre dégagea le détroit inférieur, le cordon put être refoulé dans l'utérus et l'enfant fut extrait très-simplement. Il ne vivait plus, comme on l'avait prévu.

Les suites furent très-simples pour la mère, tandis qu'à ce moment plusieurs femmes étaient gravement atteintes et que quelques-unes d'entre elles succombaient après des accouchements très-simples. La malade a ressenti un peu de brisement pendant quelques jours et elle est sortie le 13 janvier en bon état.

Obs. XVII. — G..., née à Lyon, tisseuse, 32 ans, multipare, constitution bonne. — Engagements de la tête au détroit supérieur. — Procidence du cordon. — Version pelvienne. — Péritonite avec accidents éclamptiques. — Mort. — Entrée le 25 mars 1868, accouchée le 28, morte le 4 avril. — Lit n. 2.

Six accouchements antérieurs, dont un avant terme.

La présentation par la tête en deuxième position ou céphalo-iliaque droite, antérieure, avait été reconnue avant la rupture de la poche des eaux, mais rien ne pouvait faire supposer ce qui est arrivé dès que cette membrane a été rompue (5 heures du soir), c'est la procidence du cordon presque tout entier. L'enfant vivait, les battements du cœur s'entendaient bien, la situation était donc grave pour lui. D'autre part, depuis la rupture de la poche, l'utérus cessait de se contracter. Il n'y avait donc pas lieu d'espérer par les seules forces de l'utérus une expulsion prochaine du fœtus et sans danger pour celui-ci. En outre, en supposant qu'on pût réveiller les contractions utérines, l'expulsion étant abandonnée à la matrice, il était fort à craindre que le cordon ne fût comprimé par la tête au point de tuer l'enfant; en résumé double danger pour le fœtus, inertie utérine et compression du cordon. La conduite à suivre était dès lors bien simple, repousser la tête à droite, refouler le cordon et procéder à la version pelvienne. Celle-ci ne laissait pas que de présenter des difficultés, car la tête était déjà assez fortement engagée au détroit supérieur; l'opération s'imposant elle fut pratiquée (6 heures du soir).

La main droite de l'opérateur fut introduite en repoussant devant lui le cordon un peu à gauche, pendant que les doigts rejetaient la tête à droite. Le cordon ainsi remis dans l'utérus la main saisit les pieds en haut et à gauche ; chemin faisant il fut facile de reconnaître que le placenta était fixé assez bas sur la paroi utérine près du col. Ce fait explique la difficulté qu'eut le cordon à rester dans l'utérus ; en amenant le fœtus par les pieds il dut être comprimé entre les parois du bassin et le corps du fœtus, car on vit tout à coup celui-ci se cyanoser, puis pâlir ; la mort avait lieu. L'extraction du fœtus fut cependant assez vite obtenue ; l'opération n'avait pas duré dix minutes.

Délivrance très-simple.

Les trois jours suivants l'état de la mère fut satisfaisant, elle ne se plaignait que d'un peu d'abattement.

1er avril. — Dans l'après-midi frissons suivis de chaleur et de sueurs ; 29 puls. Ventre un peu douloureux.

1 gr. sulfate de quinine.

2 avril. — Nuit assez calme, abattement, pouls rapide et petit, 30 puls. Teint plombé. Ventre gros, les lochies coulent.

2 gr. 50 sulfate de quinine. Bouillon, eau vineuse. Cataplasmes. Frictions mercurielles.

3. — Nuit agitée, 29 puls. Ventre très-gros, les lochies se sont arrêtées.

2 gr. 50 sulfate de quinine, 2 gr. alcoolature d'aconit.

Dans l'après-midi, la malade n'avait encore pris que la moitié de la dose de quinine ; un délire gai survint, la malade riait à tout propos, pouls à 33 puls.

Vésicatoire aux mollets, sinapismes aux bras.

4 avril. — La malade est dans le délire le plus complet, on a de la peine à la maintenir dans son lit. Sa face est crispée, le regard fixe étincelant, les dents serrées au point de ne pouvoir faire avaler du bouillon ; de temps en temps des secousses convulsives parcourent tous les membres, les muscles de la face se contractent, les yeux roulent dans l'orbite attirés en haut et à gauche. Cette crise dure deux minutes, puis survient une sorte de détente ; au jour la malade fume la pipe ; les convulsions générales des membres sont finies, mais la contraction partielle des membres persiste et aux bras il y a une carphologie complète avec soubresauts de tendons constants. Après et pendant la crise l'insouciance paraît complète. Le pouls est incomptable.

Lavement avec 5 gr. de teinture de musc à renouveler dans la journée.

Cet état convulsif dure jusqu'à 1 heure de l'après-midi. A ce moment l'agitation cesse, il survient une détente, la peau n'est plus sèche, la malade transpire, les membres sont en résolution. C'était l'approche de la mort, qui survient à 4 heures.

L'autopsie n'a pu être faite.

Obs. XVIII. — Françoise R..., née à Saint-Romain-de-Surieu (Isère), 28 ans, multipare, constitution faible. — Présentation de l'épaule droite. — Version pelvienne. — Péritonite. — Pneumonie double. — Mort. — Entrée le 8 avril 1868, accouchée le même jour, morte le 17 avril. — Lit n. 9.

Accouchement antérieur gémellaire très-simple. Cette femme ne se porte pas habituellement bien ; il y a lieu de croire à la présence de tubercules dans les poumons.

La présentation par le tronc avait été reconnue avant l'accouchement et, la poche des eaux rompue, on eut l'épaule droite en première position ou céphalo-iliaque gauche. La version fut promptement opérée à l'aide de la main gauche, l'enfant fut amené vivant, mais il mourut quelques heures après.

Quant à la mère, tout semblait devoir faire espérer au début un résultat favorable ; elle ressentait peu de fatigue, le ventre était peu douloureux, les lochies régulières. Dans la soirée du 15, presque subitement, elle ressentit de l'oppression, des points douloureux dans tout le thorax, des nausées. Il survint, au commencement de la nuit, une agitation qui dégénéra bientôt en un violent délire. Profitant d'un moment où elle n'était pas surveillée, se disant empoisonnée, elle s'échappa de la salle vers les 4 heures du matin. Elle était à demi vêtue, les pieds presque nus, le temps était froid et humide, cette malheureuse parcourut ainsi les galeries de l'hôpital. Ramenée dans sa salle, il fut impossible de la faire coucher. C'est dans ce triste état qu'elle fut trouvée à la visite du 16 avril, à 8 heures du matin.

La situation était évidemment fort grave. La dyspnée était très-forte, la percussion et l'auscultation révélèrent une double pneumonie au premier degré. Le ventre, très-souple la veille, enflait depuis cinq heures du matin et était déjà très-gros, bien que la malade ne s'en plaignît pas. Les traits tirés, la face agitée, le pouls très-fréquent, 36 puls. La toux aggravait le pronostic, langue rouge, sèche, les lochies supprimées. La malade fut transférée salle Sainte-Blandine.

Deux vésicatoires en arrière, 50 gr. sirop d'ipéca, frictions sur le ventre avec l'onguent mercuriel belladoné, sinapismes aux jambes.

Le soir la malade avait vomi plusieurs fois, la peau était moite, le pouls à 35, moins dépressible.

17 avril. — Le délire persiste, bien que la malade soit moins agitée, 37 pulsations. Le ventre est énormément gros. Soubresauts de tendons.

30 gr. sirop d'ipéca. Lavement avec 4 gr. teinture de musc. Idem pour le reste.

La malade meurt dans l'après-midi.

L'autopsie ne peut être pratiquée.

Ces résultats prouvent une fois de plus que la version est une opération dont les conséquences peuvent être désastreuses ; mais dans les trois cas que nous avons cités elle était imposée. Nous avons eu trois décès pour les enfants sur trois accouchements et deux morts de femmes sur les trois cas ; ces proportions dépassent certainement les chiffres habituels ; d'après Churchill il y a un décès d'enfan sur trois et un sur quinze pour la mère ; mais il a chiffré sur 542 cas, tandis que nous n'en avons que trois ; on sait le danger qu'il y a à vouloir comparer des quantités si différentes ; les résultats sont toujours contradictoires. Ici la situation était exceptionnellement fâcheuse, il y avait cinq mois que des péritonites et des accidents de tout genre sévissaient sur les accouchées.

Le premier décès après version (obs. XVII) ne peut être attribué qu'au traumatisme qu'a subi la mère, bien que l'opération ait été faite avec douceur ; on n'apercevait même aucune déchirure. Il n'en reste pas moins pour la mère une contusion considérable, d'autant plus dangereuse en cas d'épidémie. Y a-t-il eu rupture trop violente de vaisseaux utérins et infection purulente ? Nous ne pouvons l'affirmer, puisque l'autopsie n'a pu être faite, même partiellement ; nous croyons cependant qu'il y avait du pus dans l'abdomen.

La seconde femme qui a succombé après une version (obs. XVIII) a eu comme les malades qui mouraient au commencement du semestre, une péritonite avec double pneumonie au premier degré. C'est encore la double influence du traumatisme et des conditions atmosphériques, puisque dans ce même mois d'avril il s'est produit trois autres complications après des accouchements simples.

B. — *Cas ayant nécessité l'application du forceps.*

En regard des tristes résultats de la version, nous allons passer en revue ceux qu'a donnés le forceps. Ici le succès a été constant, au moins pour la mère, alors même, nous le le répétons, que les accouchements les plus simples étaient suivis des accidents les plus graves.

Nous exprimons le regret de n'avoir pas eu à notre disposition les instruments nécessaires à la mensuration précise du bassin. Cette lacune a été en partie comblée depuis.

Obs. XIX. — Bimet B..., tisseuse, 31 ans, multipare, constitution bonne. — Arrêt de la tête dans l'excavation. — Entrée le 30 octobre 1867, accouchée le 11 novembre, sortie le 11 novembre. — Lit n. 7.

Le travail de l'accouchement marchait bien lorsque la tête engagée dans l'excavation s'y arrêta sans avancer. Le forceps a amené facilement un enfant bien conformé et vivant.

La mère présentait sur les bras une éruption vésiculeuse à laquelle elle dit être sujette, mais le fœtus n'en portait pas trace. Elle a achevé de se rétablir à la salle Sainte-Blandine ; elle en est sortie guérie le 25 novembre 1867.

Obs. XX. — Louise C..., tisseuse, 25 ans, primipare, constitution faible. — Étroitesse du bassin. — Entrée le 17 novembre 1867, accouchée le même jour, sortie le 15 décembre 1867. — Lit n. 4.

Cette femme arrive à l'hôpital le travail déjà commencé depuis plusieurs heures. Après la rupture de la poche des eaux, la tête ne progressait plus; cette femme était primipare et le bassin un peu étroit. Le forceps a facilement saisi la tête dans l'excavation, et l'enfant a été amené vivant et sans déchirures pour la mère. Celle-ci n'a rien ressenti de cette opération et elle est partie en bon état, après être restée quelques jours à la salle Sainte-Blandine pour prendre un peu de fer, son teint étant excessivement pâle.

Obs. XXI. — Christine J...., née à Etercy (Haute-Savoie), tisseuse, 37 ans; multipare; constitution bonne. — Arrêt de la tête dans l'excavation. — Entrée le 16 décembre 1867, accouchée le 18 décembre, sortie le 2 janvier 1868. — Lit n. 10.

Arrêt de la tête dans l'excavation depuis plusieurs heures; il a fallu procéder à une application du forceps. L'enfant était bien conformé, mais pâle et les battements du cœur ne se percevaient presque plus. Les moyens pratiqués en pareille circonstance ont amené quelques inspirations, mais elles n'ont pas persisté et l'enfant est mort douze minutes après environ.

Suites très-simples pour la mère.

Obs. XXII. — Françoise C..., née à Faverges (Isère), 36 ans, tisseuse; primipare, constitution faible. — Arrêt de la tête dans l'excavation. — Entrée le 15 janvier 1868, accouchée le 16, sortie le 8 février 1868. — Lit n. 6.

Mariée fort tard, cette femme est primipare; il est sorti peu de liquide après la rupture de la poche des eaux. La tête ne franchissait plus le détroit inférieur. Le forceps a promptement amené un enfant qui a vécu.

La malade a eu les jours suivants de légers frissons et de la diarrhée, mais elle s'est bien remise.

On le voit, toutes ces applications de forceps ont eu d'heureux résultats pour la mère, un seul enfant est mort. Les suites ont été très-simples dans tous les cas et cependant ces opérations ont eu lieu du mois de novembre au mois de janvier, époque à laquelle il y a eu le plus grand nombre de cas graves. Il y a opposition entre ces résultats et ce que nous venons de dire au sujet des femmes qui ont succombé aux suites de versions ; aux deux époques il y a eu des conditions atmosphériques fâcheuses, et il a fallu également de part et d'autre en venir à des opérations violentes ; pourquoi des résultats si différents ? Des chiffres aussi peu considérables défendent toute conclusion.

Nous venons de donner les observations relatives aux cas qui se sont montrés les plus graves pendant l'hiver de 1867-68, mais cette description est loin de donner un aperçu complet de l'épidémie qui a régné à cette époque. Il est un certain nombre de couches dont les suites n'ont pas été tout à fait simples ; les unes ont été suivies de légers frissons et d'autres de frissons et de diarrhée, quelques-unes d'un commencement de péritonite. S'il était oiseux de rapporter tous ces cas en détail, il est bon, au contraire, de les mettre en présence des cas graves, en mentionnant les phénomènes atmosphériques et la nature des maladies du moment ; c'est de cette manière qu'on peut arriver à connaître le caractère et la marche de l'épidémie. Nous avons donc maintenant à établir le bilan de chaque mois en mentionnant tous les événements qui se sont accomplis durant le cours de chacun d'eux.

Le bulletin des maladies et les observations météorologiques sont extraits du *Journal de médecine*. Les chiffres indiquent les moyennes.

Mois de novembre 1867.

24 accouchements ; tous en présentation du sommet ; 19 en première position ou occipito-iliaque gauche, 5 en deuxième ou occipito-iliaque droite.

22 ont été naturels, 2 artificiels ; dans ces deux cas il a fallu appliquer le forceps. Les suites ont été très-heureuses pour les mères (obs. XIX et XX).

Parmi les accouchements naturels, trois ont offert des suites compliquées. Une femme entre atteinte de pneumonie (obs. I) ; guérison. — Une autre est atteinte de pleurésie quelques jours après son accouchement (obs. II) ; guérison. — Une troisième, atteinte d'un commencement de tuberculisation, est frappée à la fois de pneumonie double et de péritonite (obs. III), mais son décès n'a lieu que le mois suivant.

Pas de décès.

Grand abaissement de température ; les affections aiguës de poitrine ont prédominé ; quelques pneumonies aiguës avec des allures franchement inflammatoires. Etat satisfaisant des maternités de l'Hôtel-Dieu et de la Charité.

Baromètre, 753. — Thermomètre, + 4. — Hygromètre, 79. — Pluviomètre, 41^{mm} d'eau dans le mois. — 14 jours de beau et le reste du temps couvert ou pluvieux. Vents du nord, du sud et du nord-ouest à peu près égaux en durée.

Mois de décembre.

Nombre des accouchements, 24; 23 par la tête en première position, 1 par l'épaule droite en deuxième position. 22 ont été naturels, 2 artificiels. Dans l'un de ces cas, application du forceps pour un arrêt de la tête dans l'excavation (obs. XXI). Dans l'autre cas, il a fallu recourir à la version pelvienne pour une présentation de l'épaule droite (obs. XVI); chaque fois les suites ont été très-simples, bien que l'épidémie fût alors à son maximum.

Le mois de décembre a été, en effet, le mois le plus éprouvé, il compte quatre décès sur les huit qui ont eu lieu pendant les six mois, tous les quatre après des accouchements naturels. Le 4 décembre, meurt la malade précédemment citée de l'observation III (pneumonie double et péritonite); le 19, une femme, en puissance de tubercules, succombe également à une péritonite avec double pneumonie au premier degré (obs. IV). Quelques jours après, la péritonite se montre seule pour la première fois et enlève une femme le 28 décembre (obs. VII); enfin, le dernier jour du mois, une malade disparaît encore sous la double influence d'une fièvre typhoïde et d'une péritonite (obs. V); la fièvre typhoïde avait été prise au dehors.

Quatre décès.

Constitution médicale à peu près la même que celle du mois dernier. Beaucoup de bronchites, un nombre assez considérable de pneumonies dont plusieurs très-graves et mortelles.

Quelques rhumastismes et quelques rares fièvres éruptives, fréquence des érysipèles. Ceux-ci règnent endémiquement depuis le mois d'avril dans les hôpitaux et depuis deux mois font quelques victimes en ville. Etat satisfaisant des maternités de l'Hôtel-Dieu et de la Charité.

Baromètre, 759. — Thermomètre, + 0,30. — Hygromètre, 81. — Pluviomètre, 26mm d'eau dans le mois. — 9 jours de beau temps, 22 de pluie, neige ou brouillards. Vent du nord prédominant.

Mois de janvier 1868.

12 accouchements, tous par le sommet; 11 en première position, 1 en deuxième. Onze ont été naturels, un artificiel : il s'agissait d'une primipare chez laquelle la tête ne pouvait franchir le détroit inférieur sans l'aide du forceps ; les suites ont été très-simples (obs. XXII). Neuf accouchements ont eu des suites simples, nous y comprenons le cas d'une femme atteinte de phthisie, chez laquelle les lésions pulmonaires ont pris une marche plus rapide ; la malade est sortie et on ne l'a plus revue.

Trois accouchements ont eu des suites compliquées ; ils étaient naturels. L'un d'eux avait été précédé d'une fièvre typhoïde prise au dehors et pour laquelle la malade était entrée à la salle Sainte-Blandine, le 4 décembre 1867.

Accouchée à la maternité le 9 janvier, elle a été prise d'accidents fort graves dont elle a très-bien guéri à la salle Sainte-Blandine (obs. VI). Les deux autres suites compliquées comprennent celles d'une femme qui a eu des frissons répétés sans autres accidents, et celles d'une femme qui a eu des frissons et de la diarrhée ; guérison dans les deux cas.

Pas de décès.

Constitution médicale variable d'une quinzaine à l'autre comme l'état atmosphérique. Dans la première, froid rigoureux, inflammations aiguës des bronches et des poumons ; pneumonies, apoplexies cérébrales, congestions pulmonaires et cérébrales chez les vieillards. Dans la deuxième quinzaine, une température printanière succède brusquement au froid, fièvres catarrhales, bronchites. Les érysipèles persistent ; nombre assez considérable de varioles. Maternités de l'Hôtel-Dieu et de la Charité dans un état satisfaisant.

Baromètre, 749. — Thermomètre, — 1°,05. — Hygromètre, 79. — Pluviomètre, 50mm d'eau. — 3 jours de temps couvert ou pluvieux. Vents du nord et du sud à peu près égaux.

Mois de février.

19 accouchements, tous par la tête ; 16 en première position, 3 en deuxième. Ils ont tous été naturels.

Les suites ont été simples dans douze cas ; nous rangeons parmi eux le cas d'une femme paraissant atteinte de phthisie, que celle-ci fût antérieure à l'accouchement ou que cet événement en eût été la cause.

Parmi les sept suites compliquées, nous trouvons une albuminurie aiguë, guérison (obs. XIII) ; 3 femmes qui ont eu des frissons et de la diarrhée, une qui a eu une forte diarrhée après une hémorrhagie abondante pendant un accouchement naturel, toutes se sont guéries, mais à la fin du mois survient une péritonite foudroyante qui enlève la malade le 24 février (obs. XI).

Un décès.

Même constitution médicale que dans la dernière quinzaine de janvier. Beaucoup de bronchites et de pneumonies catarrhales ; nombreuses grippes, quelques dyssenteries, grand nombre de fièvres éruptives, les diphthéries, les rhumatismes et les érysipèles persistent. Etat satisfaisant des maternités, alertes à la Charité.

Baromètre, 750. — Thermomètre, + 2°,5. — Hygromètre, 74. — Pluviomètre, 9mm d'eau. — 11 jours de beau, 2 jours de pluie, 16 de temps brumeux. Vent nord-ouest prédominant.

Mois de mars.

19 accouchements ; 17 ont eu lieu par le sommet, dont un gémellaire : 14 en première position, 3 en deuxième. Il y a eu 1 présentation de la face et 1 du siége (positions inconnues).

Tous ces accouchements ont été naturels. Une fois, il y a eu, après la délivrance, une hémorrhagie interne qui, promptement arrêtée n'a pas eu de suites graves pour la malade; dans un autre cas le placenta était adhérent; la malade a eu des frissons et de la fièvre, elle a voulu sortir sans être bien rétablie, mais la guérison s'est achevée au dehors.

Il y a eu quatre cas de suites compliquées : 2 par des frissons; l'un des cas est celui où il y avait adhérence du placenta ; une autre fois, la malade avait de la diarrhée et des frissons; enfin le quatrième cas a été le plus grave, la malade a succombé le 21 mars à une infection purulente avec péritonite (obs. XII).

Un décès.

Maladies localisées de préférence à la poitrine avec caractère catarrhal. Moins de bronchites, plus de pneumonies. Fièvres éruptives fréquentes; la diphthérie paraît s'être définitivement acclimatée dans notre ville. Rhumatismes et érysipèles plus fréquents que le mois dernier. A la maternité de la Charité quelques menaces d'épidémie heureusement comprimées par d'énergiques mesures prises contre la contagion.

Baromètre, 749. — Thermomètre, +6. — Hygromètre, 78. — Pluviomètre, 65mm d'eau. — Il y a eu 10 jours de beau temps et 21 de temps pluvieux ou couvert. Vent du nord-ouest prédominant, vents du sud, d'ouest et d'est à peu près égaux.

Mois d'avril.

20 accouchements ; 19 par la tête, 16 en première position, 3 en deuxième ; 1 en présentation de l'épaule droite, première position ou céphalo-iliaque gauche.

18 ont été naturels, 2 artificiels ; ils ont nécessité l'un et l'autre la version. Dans un cas, il s'agissait d'une procidence du cordon, quand la tête était déjà engagée ; les suites ont été fâcheuses pour la mère et l'enfant, celui-ci n'a pu être amené vivant et la mère a succombé à une péritonite avec des accidents éclamptiques (obs. XII). L'autre version a été pratiquée pour une présentation de l'épaule droite en première position ou céphalo-iliaque gauche. L'enfant n'a pas vécu, la mère est morte de péritonite avec pneumonie (obs. XVIII).

Il y a eu trois autres cas de suites compliquées ; deux fois, il y a eu un ballonnement du ventre qui a fait craindre des péritonites sérieuses, une fois il y a eu du frisson et de la diarrhée.

Deux décès.

Même constitution médicale que les mois précédents, forme catarrhale ; pneumonies, bronchites et pleurésies. Nombreux cas de diphthérie. Les érysipèles diminuent, mais les rhumatismes sont aussi fréquents. Rien dans les maternités de l'Hôtel-Dieu et de la Charité.

Baromètre, 746. — Thermomètre, + 9. — Hygromètre, 80. — Pluviomètre, 70^{mm} d'eau. — Il y a eu 7 jours de beau, 7 jours de pluie et 16 jours de temps couvert ou brumeux. Vent du nord prédominant, celui du sud plus fréquent que celui d'est.

En résumé, l'épidémie commence au mois de novembre par des accidents thoraciques aigus ; dans un cas il y complication de péritonite, mais la malade ne meurt que le mois suivant.

Décembre. — Trois malades succombent; l'une à une péritonite compliquée d'une pneumonie double, la deuxième à une péritonite seule, la troisième à une péritonite suite de fièvre typhoïde.

Janvier. — Pas de décès, mais l'épidémie, quoique affaiblie, n'a pas disparu. Un femme relevant de fièvre typhoïde est atteinte de phlegmon de la fosse iliaque et de péritonite, et deux fois des malades ont des frissons et de la diarrhée.

Février. — Au commencement du mois, l'influence épidémique est faible, somnolente ; on compte cinq cas où il y a eu des frissons suivis encore d'autres accidents légers, mais le mal se réveille brusquement dans les derniers jours, en frappant une femme de péritonite foudroyante.

Mars. — La marche de l'épidémie est à peu près la même pendant ce mois que le mois dernier ; au commencement ce ne sont que de légers accidents, à la fin c'est une infection purulente avec péritonite.

Avril. — Deux femmes succombent après des manœuvres obstétricales, tandis que l'on voit encore l'influence épidémique s'accuser par des péritonites commençantes et des frissons.

Cette épidémie a donc débuté par des lésions aiguës du thorax et de l'abdomen (pneumonie, pleurésie, fièvre typhoïde) : la péritonite s'établit ensuite à demeure : pendant cinq mois elle n'atteint que des femmes ayant eu des accouchements très-heureux, en dernier lieu elle enlève deux femmes accouchées à l'aide de la version. L'épidémie continue encore au mois de mai par un cas de péritonite, puis s'éteint, car, depuis lors, il n'y a eu qu'un cas grave, mais chez une femme déjà phthisique et qui a fini par se remettre.

Les tableaux suivants permettent d'embrasser d'un coup d'œil le nombre des accouchements, celui des présentations et des positions, et leur genre, le nombre des opérations obstétricales, le nombre et la nature des complications après la délivrance, enfin ils rendent un compte rapide de la marche des événements.

Mois de novembre 1867.

Nombre des accouchements 24	naturels.... 22		
	artificiels .. 2 Forceps.		
Suites de couches...........	simples ... 21		
	compliquées..3	Pneumonie... 1	
		Pleurésie..... 1	
		Pneumonie...	1 mort (*)
		Péritonite....	

Pas de décès.

(*) Au compte du mois suivant.

Mois de décembre.

Nombre des accouchements 24	naturels ... 22		
	artificiels... 2	Version ...... 1 mort.	
		Forceps...... 1	
Suites de couches...........	simples 21		
	compliquées 3	Pneumonie...	1 mort.
		Péritonite....	
		Péritonite....	1 mort.
		Fièvre typh..	
		Péritonite.... 1 mort.	

Quatre décès, dont un après un accouchement du mois précédent.

Mois de janvier 1868.

Nombre des accouchements 12	naturels.... 11		
	artificiels... 1 Forceps.		
Suites de couches...........	simples 9		
	compliquées..3	Fièvre typh..	1
		Péritonite....	
		Frisson...... 1	
		Frisson......	1
		Diarrhée....	

Pas de décès.

Mois de février.

Nombre des accouchements 19
- naturels.... 19
- artificiels... 0

Suites de couches...........
- simples 12
- compliquées..7
  - Albuminurie .. 1
  - Frisson....... 1
  - Diarrhée 1
  - Frisson ...... / Diarrhée 3
  - Péritonite.... 1 mort.

Un décès.

Mois de mars.

Nombre des accouchements 19
- naturels ... 19
- artificiels... 0

Suites de couches...........
- simples 16
- compliquées..3
  - Frisson 2
  - Frisson...... / Diarrhée 1
  - Infection pur. / Péritonite.... 1 mort.

Un décès.

Mois d'avril.

Nombre des accouchements 20
- naturels ... 18
- artificiels... 2 Versions.

Suites de couches ....
- simples 15
- compliquées 5
  - Frisson...... / Diarrhée..... 1
  - Péritonites lég. 2
  - Péritonite.... / Pneumonie... 1 mort.
  - Péritonite.... / Éclampsie ... 1 mort.

Deux décès.

TABLEAU II.

PRÉSENTATIONS ET POSITIONS.

Par le sommet	1re position		98
	2e —		15
Accouchement gémellaire			1
Par la face	position inconnue		1
Par le siége	id.		1
Par le tronc	épaule droite	1re ou céphalo-iliaque gauche.	1
		2e id.. droite..	1
	épaule gauche		0
			115

TABLEAU III.

Accouchements	naturels		111..6 morts	111
	compliqués	Forceps	4..guérisons	4
		Versions	3..2 morts.	3
				118

TABLEAU IV.

SUITES DE COUCHES.

Simples				91
Compliquées	Frisson			4
	Diarrhée			1
	Frisson, diarrhée			6
	Pneumonie			1
	Pleurésie			1
	péritonite	seule	ordin. (2 légères)	3
			foudroyante	1
		avec d'autres lésions	fièvre typhoïde	2
			pneumonie	3
			accidents éclampt.	1
			infect. purulente.	1
	Ovarite, phlébite, embolie			1
	Albuminurie			1
	Manie puerpérale			1
				118

TABLEAU V.

NAISSANCES.

118 accouchements	65 garçons	dont 7	morts-nés ou morts dans les 24 heures.
15 décès.	53 filles	8	
103 enfants vivants.		15	

Très-peu de femmes gardant leurs enfants auprès d'elles pour les nourrir, nous n'avons observé qu'un petit nombre de maladies d'enfants nouveau-nés; nous ne nous rappelons guère qu'un érysipèle phlegmoneux des jambes et un sclérome, ayant tous les deux entraîné la mort. D'au tres enfants ont succombé à des étranglements par le cordon ou à des manœuvres obstétricales; pour les autres on ne peut trouver comme cause de mort qu'une grande faiblesse souvent en rapport avec celle de la mère.

Nous venons de présenter, sous tous ses aspects, le mouvement de la maternité pendant le semestre d'hiver 1867-68; il nous reste maintenant à raisonner tous ces faits et à essayer d'en tirer quelques conclusions pratiques.

Avant tout il faut se demander s'il y a eu épidémie. La réponse ne saurait être douteuse; le nombre des suites de couches compliquées est habituellement bien moindre.

1866	1er s.	du 15 juin au 31 oct.	87 accouch.,	0 décès	=0 %
1866-67	2e	— du 31 nov. au 30 avr. 114	—	4 —	=3,5 %
1867	3e	— du 1er mai au 31 oct. 111	—	2 —	=1,8
1867-68	4e	— du 1er nov. au 30 avr. 118	—	8 —	=6,7
1868	5e	— du 1er mai au 31 oct. 112	—	1 —	=0,89

En outre, il ressort de ce tableau qu'il y a toujours eu plus de décès en hiver qu'en été et pendant l'hiver de 1867-68 un plus grand nombre aussi que dans les précédents; de plus, le chiffre de 6, 7 % de décès dépasse de beaucoup la moyenne de la mortalité chez les accouchées. Nous sommes donc autorisés à dire, et force est de le reconnaître, qu'il y a eu épidémie, c'est-à-dire un chiffre de décès supérieur à la moyenne habituelle.

Quelles ont été les causes de cette épidémie? Il est difficile de les préciser toutes, mais nous espérons approcher beaucoup de la vérité par les conclusions suivantes. On ne peut accuser l'existence de plus en plus ancienne de la maternité et, par suite, une plus grande quantité d'eléments infectieux, car nous avons vu que les cas graves ont été bien moins nombreux pendant le semestre d'été qui a suivi. On est donc obligé de se rejeter sur les circonstances atmosphériques et économiques de la saison. Tout le monde sait que l'hiver de 1867-68 a été long et rigoureux; on sait aussi que depuis plusieurs années, les deux dernières surtout, les ouvriers en soie de la Croix-Rousse ont subi de grandes misères; pour surcroît de malheurs, le prix du pain a été très-élevé et nous savons positivement, nous pouvons dire *de visu*, que dans un grand nombre de familles on a diminué la quantité ordinaire des aliments. On voit dans quelles conditions les malheureuses ouvrières venaient pour accoucher. On ne reçoit à la Croix-Rousse que des femmes mariées, plus d'une se réjouissaient du décès de son enfant exposé à manquer de tout dès la sortie de l'hôpital. Nous noterons ici le nombre très-restreint de femmes qui ont nourri leurs enfants, soit par faiblesse, soit par nécessité de travailler; il est inutile de parler de la faible constitution de ces malheureuses mères de famille, la population de la Croix-Rousse est assez connue par sa mauvaise conformation et le grand nombre de ses phthisiques. Nous avons remarqué que les femmes qui n'étaient pas nées à Lyon et qui y habitaient depuis peu résistaient mieux aux mauvaises influences. Nous comprenons donc très-bien l'apparition de toutes complications fâcheuses en présence de tant de pénibles circonstances physiques et morales.

Nous sera-t-il permis de saisir la nature de cette épidémie? La marche quelle a suivie pendant ces mois d'hiver et celle qu'elle a eue les années précédentes à pareille époque nous faciliteront la solution du problème. C'est principalement pendant l'hiver que se montrent les épidémies à la Croix-Rousse; la deuxième s'est bien manifestée au mois de juillet (1867), mais on se rappelle qu'à cette époque la saison était peu régulière, très-fraîche et sujette à de grandes variations de température. L'été de 1868 a été, au contraire, chaud, peu variable, et il n'y a presque rien eu : deux cas de péritonite dont un seul suivi de décès. Dans nos pays, au moins, la saison froide paraît donc favoriser singulièrement la production des épidémies chez les femmes en couches; des affections analogues sont inconnues à la Martinique. On a seulement noté des épidémies d'ictère chez les femmes grosses. La disposition des habitations n'est certainement pas étrangère à ce résultat; grâce à une température moyenne et régulière de 26 degrés, il n'y a pas de vitres aux fenêtres, elles sont remplacées par des persiennes qui permettent la libre circulation de l'air; les opérations chirurgicales réussissent presque toutes, avec réunion immédiate, même dans les hôpitaux. On ne saurait cependant trouver à la maternité de la Croix-Rousse une stagnation de l'air, nous avons expliqué comment celui-ci se renouvelait constamment à une température de 20 à 22 degrés. On ne peut donc trouver l'explication de ces épidémies que dans les influences climatériques; une nouvelle preuve en est dans ce fait, c'est que pendant ce même hiver de 1867-68, un grand nombre de femmes, même dans la classe aisée, ont été frappées d'accidents semblables dans différents quartiers, et s'il y en a eu plus à la Croix-Rousse qu'ailleurs c'est à l'aggravation des influences de la saison par les conditions économiques de la population ouvrière qu'il faut l'attribuer.

Dans le rapport que nous avons cité au commencement de cette étude, M. le docteur Perroud dit que « l'allure épidémique qu'ont revêtue les accidents puerpéraux pendant l'année 1867 à la maternité corrobore l'idée d'un principe morbigène (contagieux ou infectieux) pouvant se développer ou entrer en activité dans certaines circonstances, et montre la direction à donner à une prophylaxie sage et raisonnée. »

Nous avons longuement exposé quelles sont les circonstances que nous croyons engendrer ces épidémies ; nous irons plus loin que M. Perroud en excluant la contagion, au moins pour l'épidémie que nous avons vue ; un seul cas peut, aux yeux de quelques personnes, contredire notre assertion ; il s'agit de deux femmes, nous l'avons dit, qui à quelques jours de distance, ont eu l'une et l'autre les mêmes accidents. Nous avons expliqué que, malgré l'identité des symptômes et même à cause de cette identité, nous n'admettions pas la contagion ; les pneumonies chez des femmes en couches n'ont jamais jusqu'ici paru contagieuses.

Si pour quelques esprits malades l'exception confirme quelquefois la règle, il est au moins inutile de créer des exceptions quand tout peut rentrer dans la règle. Il y a eu une épidémie qui a frappé à la maternité comme dans les différents quartiers de la ville un grand nombre de femmes en couches ; cette épidémie a présenté le même caractère que les autres maladies du moment.

L'épidémie a débuté par des accidents thoraciques (pneumonie, pleurésie). A ce moment se sont produites quantité d'affections semblables dans les autres salles d'hommes ou de femmes et dans la ville; dès lors nous ne disons plus pneumonie, pleurésie puerpérale, mais pneumonie, pleurésie chez des femmes en couches. Quelques jours après, se montraient des fièvres typhoïdes manifestement prises en dehors, l'une à la fin d'une grossesse, l'autre un mois avant l'accouchement. Or, à cette époque, il y avait un grand nombre de dothiénentéries. Une de ces fièvres s'est compliquée de péritonite. Ce dernier accident s'était d'abord montré avec les accidents thoraciques, puis seul, ayant généralement la durée normale, marchant une fois avec une rapidité inouïe, revêtant quelquefois la forme typhique, d'autres fois se terminant par infection purulente avec ou sans éclampsie.

En même temps qu'éclataient ces péritonites, un grand nombre de femmes subissent plus légèrement l'influence épidémique qui chez elles se traduit par des frissons ou de la diarrhée. Cette influence dure plusieurs mois et se termine avec l'hiver.

On a déjà remarqué dans les semestres précédents combien les accouchements artificiels disposaient peu aux complications graves ; au commencement de l'épidémie une version et plusieurs applications de forceps ne sont suivies que de bons résultats ; ce n'est qu'à la fin, au mois d'avril, que deux femmes, à qui il a fallu pratiquer la version, succombent à des péritonites accompagnées l'une d'éclampsie, l'autre de pneumonie. Sur 8 décès, il n'y en a que deux après manœuvres obstétricales, tandis que celles-ci ont été au nombre de 7.

Nous n'avons pu saisir le rôle de la contagion dans tous les faits rapportés, nous n'avons pu voir qu'une épidémie frappant le plus souvent les femmes en couches des mêmes accidents que les autres personnes ; pour les cas de péritonite nous ne voyons que l'infection, après le traumatisme que détermine tout accouchement. Nous nous expliquons facilement que sous l'influence que nous avons décrite, des personnes, en mauvaise condition générale de santé, soient atteintes de ces accidents abdominaux dus à l'absorption du pus et y résistent moins que d'autres.

Il semble, en présence de toutes ces complications, que le médecin soit désarmé et doive laisser passer devant lui attristé toute la série des symptômes ; tel n'est pas notre avis et il découle de cas que nous avons observés et traités. On sait le peu de succès fournis par les diverses méthodes, au point de ne pouvoir compter sur aucune d'elles ; celle que nous avons adoptée est celle de Stoltz, c'est celle qui nous paraît encore la meilleure.

Cette méthode consiste à donner le sulfate de quinine à haute dose depuis 1 gr. jusqu'à 3 gr. pour les vingt-quatre heures. Les résultats immédiats n'ont jamais été fâcheux, il y a un peu de céphalalgie et de surdité, mais cet état se dissipe facilement, surtout en prescrivant un peu de café qui, dans tous les cas, ne peut être que favorable. Il faut donner le sel de quinine dès qu'il y a un frisson grave, avant même que le ventre ne soit douloureux dans la région de l'utérus, s'il en est temps encore ; si l'on n'arrive que lorsque la péritonite est déclarée, il faut prescrire une dose plus élevée ; dans le premier cas on ne donne que 1 gr., 1, 50 ; dans le second on peut donner 2 gr. et 2, 50 à prendre en 3 prises dans les vingt-quatre heures ; les frictions mercurielles, les cataplasmes, les composés alcooliques, vin sucré, vin de quina, élixir de Garus, ne doivent pas être négligés ; il faut soutenir les forces par des aliments légers, comme le bouillon. Nous croyons que plusieurs femmes ont triomphé de leurs accidents grâce à cette médication. Si nous n'avons pas été plus heureux, c'est plus d'une fois parce que le sulfate de quinine a été donné à une trop grande distance du moment où a eu lieu le frisson. Dès que celui-ci est reconnu grave, ce qu'un praticien arrive à reconnaître (il vient d'ailleurs d'être scrupuleusement étudié par M. Français) (1), il faut, nous le répétons, donner 1 gr. de sul-

(1) Thèse inaugurale. Paris, 1868.

fate de quinine en augmentant la dose si la péritonite survient ; il ne faut pas alors hésiter à prescrire 2 gr., 2, 50, 3 gr. ; la célérité d'action du médecin est ici chose capitale.

Nous ne nous préoccupons nullement du mode d'action de la quinine. Que le frisson marque le commencement ou une période plus avancée de l'infection, peu importe, le remède agit le plus souvent, c'est là ce qu'il nous faut. Ceux qui ne voient pas de relations entre nos idées et le traitement que nous avons suivi ne pourront pas mieux préciser le mode d'action du sel de quinine. Le fait existe, en attendant plus ample informé, c'est un devoir d'en profiter. De ce que nous avons nié la contagion pour les cas qui se sont offerts à nous, il ne s'ensuit pas que nous la rejetions en principe et que nous laissions les femmes exposées à un événement si grave et possible peut-être ; les mesures prophylactiques ont été prises soigneusement.

Dès que des accidents sérieux se sont montrés à la maternité on a fait transporter les femmes malades dans une autre salle. Si plusieurs femmes ont eu à subir ces mutations, nous les avons espacées à grande distance les unes des autres, de manière à ne pas former de petits foyers d'épidémie. La literie a été entièrement renouvelée jusqu'aux rideaux. Ces abris, dont l'utilité est contestable dans un hôpital, dont les mauvais effets sont souvent évidents, ne sont ordinairement changés que deux fois par an ; à la maternité nous les avons fait renouveler à chaque entrée, quand bien même il n'y avait pas eu de décès.

Dans la salle où elles ont été transportées, les femmes

retrouvaient les soins du même médecin, ce qui est toujours un avantage.

Ces mutations n'ont pas empêché d'inscrire franchement au compte des femmes en couches les décès qui se sont produits en dehors de la maternité. Procéder autrement, serait plutôt léser que servir les intérêts de ces femmes et de la science.

RÉSUMÉ ET CONCLUSIONS.

1° Une épidémie a régné sur les femmes en couches de la maternité de la Croix-Rousse de novembre 1867 au commencement de mai.

2° Cette épidémie est venue du dehors, elle a été généralement en rapport avec les autres maladies de la même époque.

3° Elle a pour cause les conditions atmosphériques et économiques de la saison ; et ne prouve rien contre l'existence des maternités.

4° Elle est une preuve convaincante que la fièvre puerpérale, vocable sous lequel on a réuni tous les accidents qui peuvent compliquer les suites de couches, n'est pas une entité morbide, *à fortiori*, que cette maladie qui n'est jamais elle-même n'est pas contagieuse dans le sens rigoureux du mot, — puisqu'en prenant les précautions commandées par l'hygiène nous avons pu traverser toute une épidémie sans avoir à déplorer les funestes effets de la contagion.

5° Elle prouve encore la valeur du traitement par le sulfate de quinine à haute dose, au début des accidents pyohémiques où autres ; puisque cette méthode nous a rendu plus de services que toute autre.

6° Elle prouve enfin que la dystocie aggrave les conséquences du traumatisme de l'accouchement dans de bien faibles proportions, puisque les femmes pour lesquelles il a fallu y recourir ont traversé l'épidémie sans plus d'encombre que celles qui ont eu des accouchements naturels.

TABLE DES MATIÈRES.

www.ingramcontent.com/pod-product-compliance
Ingram Content Group UK Ltd.
Pitfield, Milton Keynes, MK11 3LW, UK
UKHW020311220726
13923UKWH00003B/1087

9 782019 269081